U0349967

老年 生活护理
技能图解

李织 著

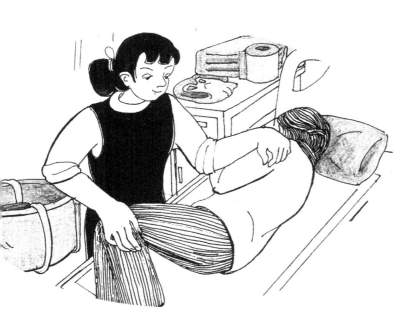

辽宁科学技术出版社
沈阳

图书在版编目（CIP）数据

老年生活护理技能图解 / 李织著 . —沈阳：辽宁科学
技术出版社，2022.10
ISBN 978-7-5591-2681-8

Ⅰ.①老… Ⅱ.①李… Ⅲ.①老年人—家庭保健—图
解 ②老年病—护理—图解 Ⅳ.①R161.7-64 ②R473.59-
64

中国版本图书馆 CIP 数据核字（2022）第151371号

出版发行：辽宁科学技术出版社
　　　　　（地址：沈阳市和平区十一纬路25号　邮编：110003）
印　刷　者：北京荣泰印刷有限公司
经　销　者：各地新华书店
幅面尺寸：185mm×260mm
印　　张：25.5
字　　数：560千字
出版时间：2022 年 10 月第 1 版
印刷时间：2022 年 10 月第 1 次印刷
责任编辑：陈广鹏　郭　莹
封面设计：王红玫
责任校对：王春茹

书　　号：ISBN 978-7-5591-2681-8
定　　价：98.00元

联系电话：024-23280036
邮购热线：024-23284502
http://www.lnkj.com.cn

内 容 提 要

　　本书通过生动、有趣的白描插图形式详细地展现了护理老人生活起居过程中可能遇到的各类常见问题。从养老护理员工作的开始阶段的心理状态到习以为常后的心理素质提高，全面阐述了养老护理人员与被护理的老人（养老护理者称护理员，被护理的老人称老人或本人）双方默契配合的重要性以及在各种状况出现时的处理方法和技巧。为正在从事养老护理的所有工作人员顺利圆满护理好每一位老人，提供了可参考的范例和基础指导。

　　本书适合各类场所养老护理人员使用（居家养老、社区养老、敬老院养老等），也可供职业专科学校培养教育专业养老护理人员时参照使用。

　　书中重点介绍五位主人公：

　　1.男性老人代表（称：老人或本人，年龄：60岁以上）

　　2.女性老人代表（称：老人或本人，年龄：60岁以上）

　　3.女性养老护理人代表（称：护理员，年龄：18〜55岁）

　　4.男性养老护理人代表（称：护理员，年龄，18〜55岁）

　　5.男女半自理、不能自理的代表（称：瘫痪者或行动不便者，年龄50〜100岁）

　　本书共分为：衣、食、住、行、洁、浴、康、福8个章节。

目　录

第一章　　衣——仪表与更衣

第三章　住——就寝到站立的护理

第四章　　行——合理使用辅助器具移动行走

第七章　康——早期发现老年认知障碍、预防老年性痴呆

第八章　福——共创健康、和谐、幸福的家庭

第一章 衣——

仪表与更衣

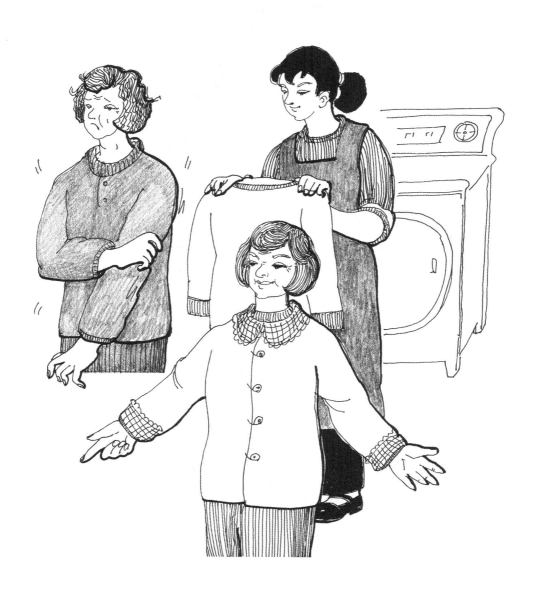

第一节　选择衣服的方法

情景（1）　如何选择舒适合体的衣服

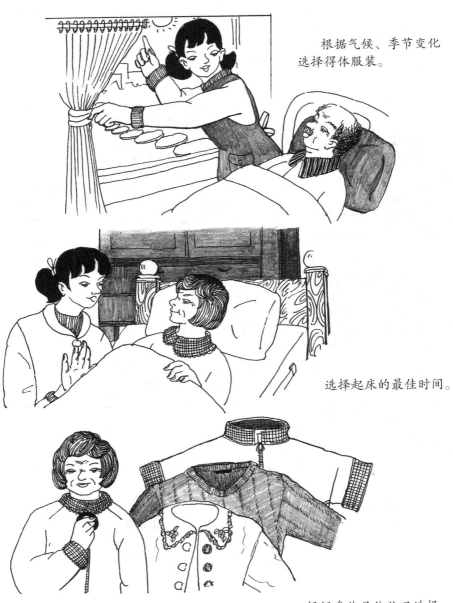

根据气候、季节变化
选择得体服装。

选择起床的最佳时间。

根据身体具体状况选择。

情景分析

不论年龄多大都不能失去让自己更加时尚而美丽的心理状态，特别是在穿衣方面，老年人在穿衣打扮上，应参照比自己实际年龄小的服装款式。通过服饰搭配使自己保持"还年轻"的心理暗示。护理早晨起床困难的老年人时，要做好思想工作，不但要考虑衣服的清洁和舒适感，还要考虑到老人的心情，选择老人喜好的服装颜色和款式，可调整老人的低迷情绪和保持对生活的热爱。

护理要项——

根据气候、季节变化选择得体服装

① 夏季应选宽大、单薄、利于透气、散热的衣服（纯丝绸、纯棉布、麻棉合成面料）。

② 冬季应选暖和柔软，保温适度的衣服（羽绒、驼毛、丝绵质地面料）。

③ 春秋季节气温变化是比较微妙的，因此更换外衣时要逐渐增减，但内衣要保持面料不变（纯棉、纯毛、纯绒线等针织内衣）。

选择最佳时间

用亲切的语言照顾老人起床，在护理老人起床时，问候语言是很关键的，如"今天穿什么衣服参加社区活动""会见老朋友穿什么颜色的服装"等提示性问候，会使老人明确感觉到新的一天到来，萌生对美好生活的渴望和需求。

根据身体状况选择更换便利、舒适的服装

根据身体状况选择更换便利、舒适的服装。对偏瘫的老人更换衣服时，应将衣服纽扣安上魔术贴代替衣扣，有拉链的衣服要配上拉链指环，选择宽松的袖口等都可给身体不便的老人带来方便。将更衣柜移转在床边或将准备好的服装放在老人随手能摸到的地方，以促进、激发老人更换衣服的意识。

情景（2）　服装与健康

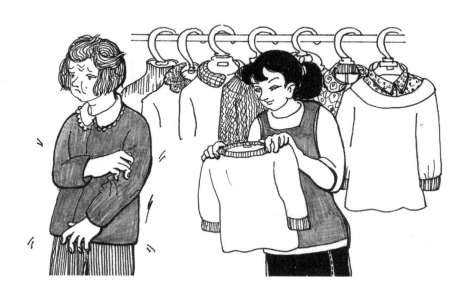

　　增加勤换衣服的意识：接待来客、外出购物、预防皮肤疾病等，都是劝说老人勤换衣服的重要理由，护理员有意将选好的衣服放在本人旁边，衣柜也要放在醒目地方，以便随意挑选喜欢的服装。

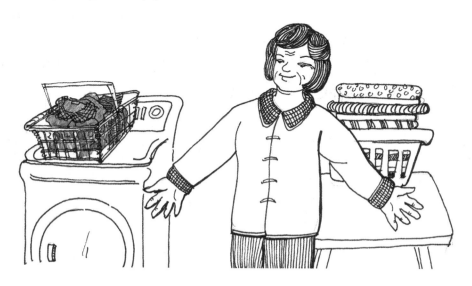

情景分析

很多老人不注意内衣、内裤的选择，认为上了年纪没有必要讲究那么多，其实恰恰相反，老年人皮肤比较干燥，抗菌能力较差，应选择纯棉合体的内衣，这样不仅给老人带来舒服感，还可减少和缓解老人常患的皮肤瘙痒等。

因逐渐步入老年，各种生理功能慢慢衰退，因此在穿着上不只是讲究美观大方，更重要的是清洁卫生，合体的实用性。

护理要项——

怎样选择内衣、内裤

① 不宜选择过硬、过厚化纤面料缝制的内衣，不宜选择在缝合处有多余的毛刺、线头等做工粗糙的内衣，以免造成皮肤磨损，引发细菌感染。

② 最好选择浅颜色内衣内裤，如淡粉、乳白、淡蓝、浅黄等，因为浅色内衣裤一旦沾上污垢或尿液，很容易发现并便于及时换洗。

③ 老年人不宜穿涤纶、尼龙内衣，应选用触感柔软、吸湿性强的全棉针织内衣裤。

对肢体障碍的老人，应选用开襟式样，夏季可穿浅色细布制作的对襟马甲或对襟短袖布衫，冬季可穿厚实剪绒制作的对襟立领中式内衣。

正常情况下，短裤要一日一换，内衣、内裤 2~3 日更换 1 次。清洗时最好手洗或用小型洗衣机清洗，清洗时不可与其他衣物合洗。

> **小提示：**
>
> 现在生产的保暖内衣、裤，虽然保暖，但不适合老年人长期穿着，由于布料所含成分有大量涤纶、尼龙等化纤物质，会引发瘙痒、烦躁、失眠、心慌、多汗、头痛等症状，因此选用时一定要谨慎。

第二节　裤子的更换

情景（3）　坐姿自理脱裤子

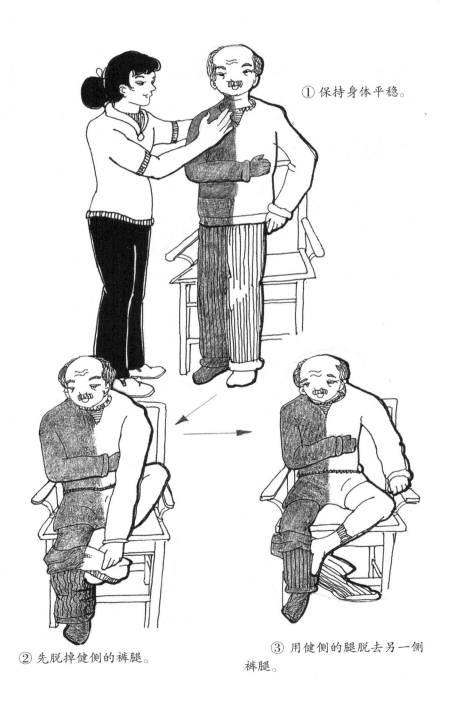

① 保持身体平稳。

② 先脱掉健侧的裤腿。

③ 用健侧的腿脱去另一侧裤腿。

情景分析

日常生活中，更换衣裤的动作姿势对缓解老人的身体机能衰竭是很有帮助的。选择带有扶手的座椅为最佳。护理人员要确认老人在做动作前是否站稳、坐稳。

在厕所大、小便时，老人脱裤子与平日在房间更换裤子的环境有所不同，应充分利用厕所内的扶手，以免失去平衡，造成摔倒的危险。

护理要项——

室内坐在有扶手的椅子上脱裤子

① 老人准备从椅子上站立时，要保持身体平稳，将一只手把住扶手。护理人员双手分别在老人的身体前后作为辅助，把握平衡。确定站稳后，老人用健侧手脱去裤子，脱到大腿根处即可。

② 平稳坐下后，先脱去一条裤腿（偏瘫老人先脱去健侧裤腿）。

③ 调整坐姿，健侧手把住扶手，身体后倾依靠椅背，将健侧的腿抬起，用脚钩住裤腰处脱去另一侧裤腿。

在厕所脱裤子

先要站在坐便前，臀部面向坐便方向，裤子一定要脱到脚腕处。具体方法请参照［第五章第二节情景（100），在厕所完成脱裤动作］。

小提示：

对瘫痪患者，外裤最好也换上松紧带，这样可同时脱下内裤、外裤，减少重复动作，为老人带来方便。

对身体不便，确能自立更换裤子的老人，选择有护栏的床边坐着更换裤子。

情景（4）　坐姿自理穿裤子

穿裤子的动作：①坐在椅子上，一侧腿先伸入裤腿。（障碍侧腿先穿上）。

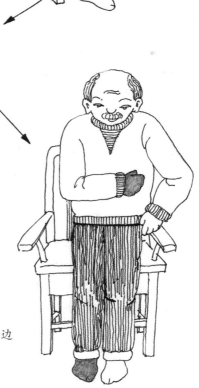

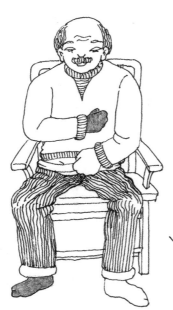

②双腿全部伸入裤腿后，尽量往上提起，到位为止。

③提到大腿根部缓慢站起，边站边提，顺势完成全部动作。

情景分析

穿裤子前要确认好反正面，穿上后发现穿反了，会给老人带来"太麻烦、费事"的心理情绪，从而放弃自理穿裤子的自信。选择带有扶手的椅子或床边坐下穿裤子。

有肢体障碍的老人，先穿障碍侧的裤子，身体不要过于前倾，防止失去重心而摔倒。

护理要项——

① 坐姿要平稳，尽量往椅子深处坐。然后将一侧的腿搭在另一侧腿上（有肢体障碍的老人要先抬起障碍侧的腿），使腿和脚腕处与身体距离缩短。相反侧的手拿住裤腰，套在抬起的脚腕上将腿伸入裤腿里顺势伸直落地。穿时注意找好反正面。

② 另一侧的腿用同样的方法，双腿都穿好后，保持坐稳，双脚略微分开落地，将裤子尽量往上提，一直提到大腿根处。

③ 准备站起前，确认双脚是否放稳，做好要站起的心理准备，一侧手抓住裤腰，缓慢站起（肢体障碍的老人可利用椅子的扶手，用肘关节支撑扶手先侧弯腰再站起），将裤子完全提到腰处。

小提示：

不论脱、穿裤子，在坐、起、站时很容易出现腰痛的现象，引起腰痛的原因很多，给老人的生活带来苦恼。因此，在脱、穿裤子时，正确的动作姿势和心理准备是护理人员在护理时指导老人的关键部分。

情景（5） 在床上穿裤子的护理

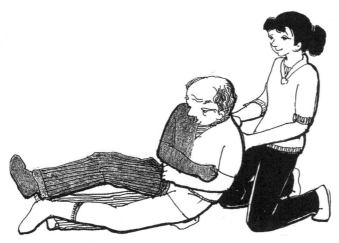

①不能自理的由护理员帮助坐起。

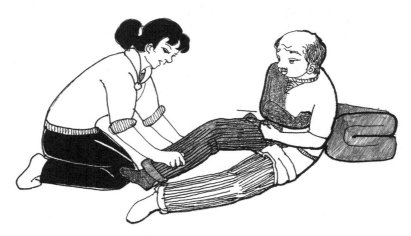

② 护理员将裤子提到大腿根部。

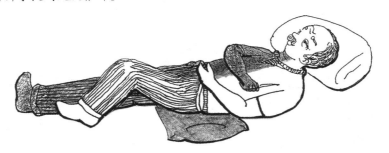

③保持仰躺后支起灵活侧的腿，抬起臀部左右交替将裤子提到腰部。

情景分析

在床上穿裤子，多半是针对行走不便的老人，因此，需要护理员把床周边的被子、被单、毛巾被等物品收拾整齐，留有一定的活动空间，使老人能在平坦的环境中更换裤子。穿裤子之前先把袜子穿上，以免脚趾钩到裤角。同时还起着保温作用。尽量让老人自己先穿，不能完成的都由护理员帮助完成。由于一直是盖被子的状态，掀开被子后，体温会感觉微凉，因此穿裤子时可将室内温度调高 2~3℃。

护理要项——

穿裤子的护理要项

① 按照起床时的程序，首先完成侧卧后坐起动作，不能自理坐起的由护理员帮助坐起，并在身后支撑着，等到老人自己穿好一条腿之后，将折叠好的被子靠在老人背后，护理员迅速离开转到老人的侧前方。

② 确定老人坐稳后，护理员半跪在老人的侧前方，帮助穿好另一侧裤腿，将双裤腿尽量穿到大腿根处。

③ 缓慢躺下，保持仰躺姿势，将健侧的腿屈膝支撑起臀部，健侧的手抓紧裤腰顺势左右交替把裤腰提到腰部，完全提好。

小提示：

瘫痪的老人，穿裤子时要先穿非健侧的腿。仰躺后，如老人下肢无力支撑起臀部，在腰部可垫上靠枕，由护理员帮助把裤子提到臀部穿好。

情景（6）　在床上脱裤子的护理

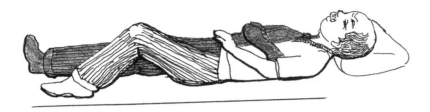

脱下裤子的动作：

①仰躺着，用健侧腿屈膝支撑，抬起臀部，左右交替，脱下裤子。

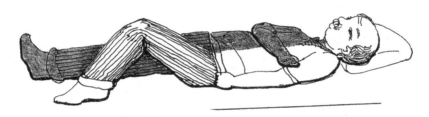

②将裤子脱到臀部以下，屈膝的腿放平，争取独立坐起。

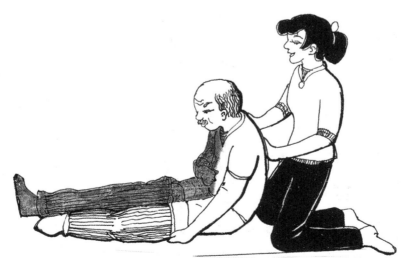

　③在护理员的帮助下坐起后，从健侧的腿开始，先脱去一侧裤腿，然后用脱掉裤子的脚和健侧的手一同脱掉另一侧。

情景分析

在床上脱裤子同样是针对行动不便的老人。首先让老人仰躺在床的中心位置，以防止脱裤子交替变位时，因位置躺偏而翻到床下的危险。

虽然提倡让老人尽可能地自立更换裤子以维护身体的活动机能，但护理员不可离开老人身旁，以便在老人做不到位时给予及时帮忙和协助。

护理要项——

脱去裤子的护理

① 在床上中心位置保持仰躺姿势，健侧腿抬起屈膝支撑腰、臀部轻轻抬起，用健侧的手抓住前裤腰处，准备下一个动作。

② 抬起臀部的同时，左右交替将裤子脱到大腿根。

③ 由仰卧转身为侧卧，以腰部和健侧肘关节为支撑点翻转身顺势坐起［具体请参照第三章情景（53）自理翻身技巧］，此时护理员要扶住老人的背部，老人先脱去健侧的裤腿后，再脱去另一侧裤腿。

小提示：

需要护理员帮助脱裤子时，护理员要在老人背部放上可靠物，如叠好的被子、大靠枕等。

注意：袜子要在脱去裤子后再脱掉，以免脚趾钩挂着裤角等处，而增加更衣难度。

情景（7）　不能自理老人更换裤子的护理

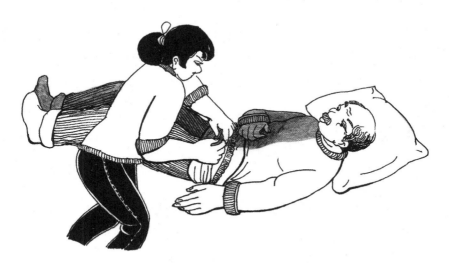

　　①脱裤子的护理：先请本人抬起臀部（抬起的老人，护理员应轻微将本人侧身），将裤子脱至膝盖之后，护理员按顺序分别脱掉裤腿。对于起床比较困难的人，换穿时应抬高床位或垫高棉枕，使身体呈仰起状态，护理前应给本人增加手臂、手指及腿、脚部的简单按摩，同时注意室内温度和湿度。

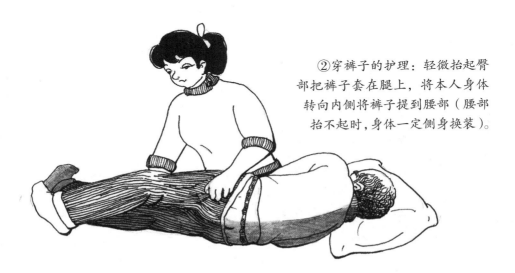

　　②穿裤子的护理：轻微抬起臀部把裤子套在腿上，将本人身体转向内侧将裤子提到腰部（腰部抬不起时，身体一定侧身换装）。

情景分析

对于起床比较困难的老人，更换衣服时护理动作比较烦琐，首先要抬高床位或垫高棉枕，使老人身体形成仰起状态，其次应给老人增加手臂、手指、腿部、脚趾的轻微按摩，之后才开始更换裤子（具体请参照第三章情景（54）手指、手腕、脚腕按摩）。躺在床上的老人活动量小，比健康和半自理老人的体温要低，因此，更换衣服时，室内温度、湿度要调整。为更换顺畅，要将盖被折叠好后靠边保持床上整洁。

护理要项——

躺在床上脱穿裤子的护理动作

① 脱下裤子动作，护理员尽量让老人独立抬起臀部，独立起来困难的，由护理员帮助老人稍侧身后把裤子脱至膝盖处，再将老人的身体恢复仰卧，提示老人将腿轻轻弯曲分别脱掉裤腿。

② 穿上裤子动作，护理员先将两条裤腿分别套在老人的脚腕上，将双腿轻轻弯曲，护理员的两只手分别抓住裤腿的两侧往大腿根处拽，微微抬起臀部（臀部抬不起时，可帮助老人左右侧身）将裤子完全穿上提到腰的位置。

小提示：

更换裤子前关切问候语是不可缺少的，以得到老人的配合，脱去旧裤子后根据室内温度要马上将毛巾被、毛毯或棉被等盖在老人身上，盖被子的动作要慢而轻，因动作太大会产生静电和带起灰尘，使老人有不舒适感，而引起咳嗽和心理障碍。

第三节 套头上衣的更换
情景（8） 老人独立脱套头上衣

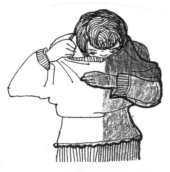

脱套头上衣的动作:
① 将上衣底摆卷到胸前。

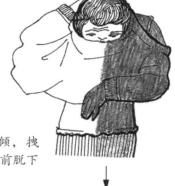

② 身体稍微前倾，拽住衣服后领边快速向前脱下来。

③ 最后脱下手臂。

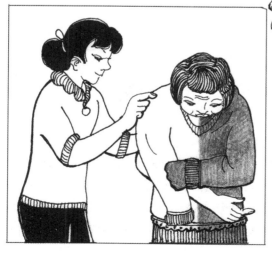

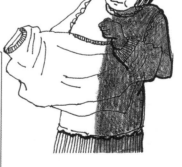

对偏瘫的老人，护理员应提示先从健侧的手臂脱去袖子。

情景分析

不论是什么季节、环境都会遇到穿套头服装的时候，尤其是老人为了方便多半要穿没有扣子的棉线针织内衣，既舒适吸汗，又能保护肌肤健康。其次就是毛衣、绒衣、针织秋衣等套头服装，都是春、秋、冬季保暖的最佳选择。早晚要外出散步、运动，穿上套头运动装，既有休闲感，又有利于锻炼时放松伸展身体。因此更换套头衣服便是老人每日都涉及的护理动作之一。

护理要项——

半自理老人脱套头上衣的护理

① 更换套头衣服时，坐姿要比站姿更加安全稳定，根据自身的健康状况，确定适合老人的姿势后，先将衣服的底边尽量往上提，之后将前领口提到嘴的部位。

② 抬起健侧手臂，用健侧的手绕到后颈部位拽住领口，身体稍微前倾，低头，然后扯住后衣领往前脱下来，同时头部向后从衣领脱出。

③ 再用健侧手脱去另一侧的袖子，最后轻微甩出健侧的袖子。

自理性比较强的老年人，可帮助先脱去双袖，使双臂活动空间更大些，最后从领口脱去衣服。

小提示：

在选择套头服装时，要注意领口、袖口的款式不宜过窄小，否则会影响颈椎和手腕的正常活动，而过于肥大会在活动时刮到物品，造成不必要的危险，因此，上衣要选择适当宽窄的领口、袖口。

情景（9） 护理员帮助穿套头上衣

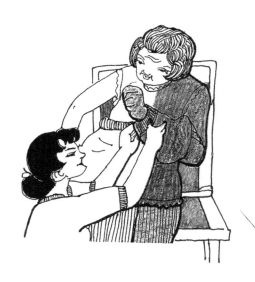

穿套头上衣的护理：穿衣与脱衣同样，坐在椅子上更稳定，安全。将衣袖完全套在手臂上，再套入头部。

对于瘫痪手臂，衣袖需要卷到肘关节部位后，再开始往头上套。

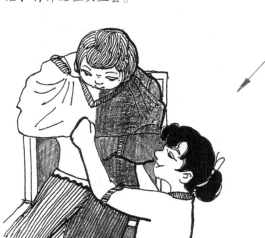

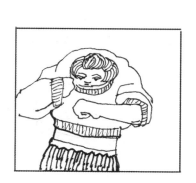

袖子卷到肘关节上。

情景分析

更换套头衣服最好是尽可能地由本人自理完成，但对于手臂活动不便的老人一定要在护理员的照看和帮助下完成穿衣活动，以防止出现骨折、头晕、昏迷或呼吸困难等意外。

护理要项——

① 老人在有靠背的椅子上保持坐姿，护理员要蹲在老人身前，边问候，边给老人穿上左右衣袖（先穿瘫痪侧手）。

② 双手臂穿好后，护理员手扶着老人起身转到老人背后，把住领口套在老人头部，老人健侧的手同时也努力将领口部位往下拽。

③ 为老人把后背的衣服拉平，再转身到前面调整扯平衣服，老人健侧的手也配合整理衣服。

袖口套在手腕时要注意必须完全套上，为争取更宽松的活动空间，套头前把瘫痪侧袖子卷到肘关节以上。

小提示：

为避免不必要的重复和麻烦，在穿衣前护理员应确认好衣服的里面和前后。另外不可站立姿势在老人面前穿脱套头衣服。保持仰视姿势帮助老人更换套头衣服，可清楚地观察到老人的面部表情，及时发现问题，尽快解决。

情景（10）　护理卧床老人脱穿套头上衣

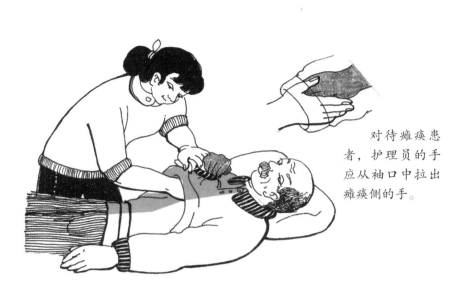

对待瘫痪患者，护理员的手应从袖口中拉出瘫痪侧的手。

① 脱套头上衣：先把上衣卷到腋下，分别脱掉两只衣袖，衣服从头上脱出时，注意：有卡脖子的危险，尽可能请老人抬头（有瘫痪患者先从健侧手臂换穿）。

② 穿套头上衣：穿衣和脱衣的动作正好相反，从头套上衣服后先从瘫痪侧手臂穿起。

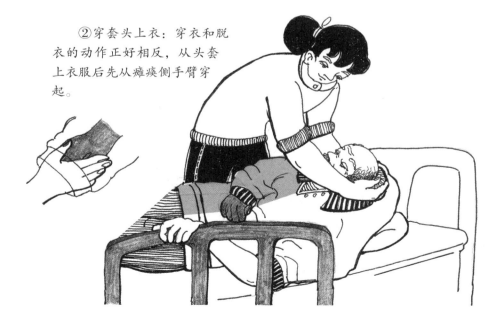

情景分析

久卧在床上的老人思想负担很重，对每天烦琐地更换衣服、起坐翻身等动作会产生不情愿的心情，所以护理员在给床上的老人更换衣服时，要说明每回换衣、翻身对身体健康的有益之处（除了清洁卫生外，还可通过翻转身体做全身运动，还可防止压疮滋生）。确认室内温度在 20℃以上，护理员的手也要保持正常体温，因接触老人皮肤更衣时会给老人带来冰凉感而拒绝穿衣。

护理要项——

在床上护理脱穿套头上衣

① 脱套头上衣时，护理员尽量靠近床边，与老人缩短距离，先把上衣卷到腋下处，分别脱去两侧衣袖，然后用一侧手臂托住老人的头部，另一只手把住领口从头后部往前脱掉上衣（脱袖子时应先脱患侧）。

② 穿套头上衣时，与脱套头上衣的动作正好相反，先由前往后，将领口套在老人的头上，之后再分别穿上两侧衣袖，用一侧手臂托起老人颈肩部位，另一侧手前后拽平衣服（上肢不便的老人可先穿好两袖之后迅速将领口从头顶套进）。

脱衣袖时，护理员用一只手在老人的袖子里把住老人的手臂，另一只手拽住袖口往外脱，而穿衣袖时护理员一只手从袖口伸进把住老人的手腕处，另一只手抓住袖子的上端往上拽。

> **小提示：**
>
> 脱穿套头衣服时，让老人借助床边的扶手，尽量自己抬头，可锻炼颈椎和手臂的支撑能力，还可避免领口处卡住脖子的危险产生。

第四节　开襟上衣的更换

情景（11）　自理穿开襟上衣

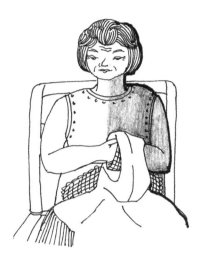

① 先将瘫痪侧的手臂套进衣袖口处，衣袖卷到肩肘部位。

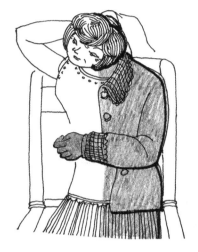

② 衣服从身后绕到身体的另一侧后搭在肩膀上。

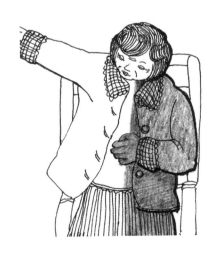

③ 穿上另一侧手臂之后，检查衣袖是否端正。

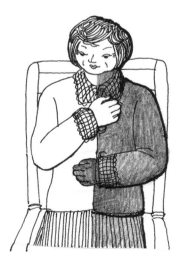

④ 系上衣扣，如果手臂灵活度较低者，可换上较大衣扣或魔术粘及有拉环的拉链。

情景分析

开襟上衣的方便之处在于容易脱穿，可随时调节身体的冷热，更换时肢体动作变化不大，适合所有老年人对服装的选择。

偏瘫的老人独立完成穿开襟衣服要注意以下几点：

① 确认是否坐稳在椅子上（为活动方便选择没有扶手的椅子）。

② 叮嘱老人抬起手臂向后转身穿衣时，要注意保持身体平衡。

③ 选择纽扣较大的衣服，或换上拉链环、魔术粘贴等可为手臂有障碍的老人提供方便。

护理要项——

怎样穿开襟上衣：

① 保持平稳坐姿，先穿偏瘫侧的胳膊，健侧手将另一侧的手从袖口中拽出穿到肘关节一直提至肩膀处。

② 把没有穿上的一半衣服从背部绕到另一侧搭在肩膀上，做不到位的由护理员帮助完成。

③ 找准袖口，抬起手臂五指合并伸进袖口里。不方便抬起手臂的老人，可从腰下方将手伸入袖口。

④ 调整衣襟，袖口拉平，拽直，系上纽扣或拉上拉链。

小提示：

对手臂抬不起来的老人，护理员可换一种方法完成穿衣动作，可在老人身后把衣服展开将里面对着老人的背部，先伸进一侧手，再将另一侧手放进袖口之后顺势往上提起衣服披在肩上，调整拉平后再系上纽扣。

情景（12）　半自理老人自理脱开襟上衣

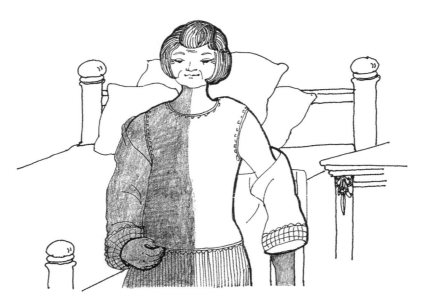

　　① 解开衣服的纽扣或拉链，衣服从双肩脱到手臂的肘关节位置之后先抽出健侧手臂。

　　② 将衣服下摆坐压在臀部下，以免掉在地上，由健侧手臂帮助脱去上衣。

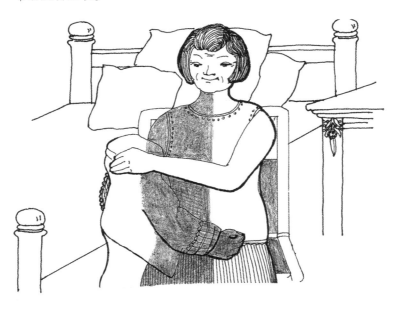

情景分析

日常生活中，除了睡觉前要脱衣，洗脸、运动后、洗澡、购物回来等都涉及脱衣的动作。由于老年人身体免疫力较差，脱衣时应注意季节的变化，室内与室外的温度差别，不要为省事一次脱去两三件衣服，要一件一件地脱，使身体慢慢适应所处环境，以免引起感冒。

护理要项——

怎样脱开襟上衣：

① 为安稳起见，提倡老人坐在床上或椅子上（没有扶手，但有靠背的椅子）脱上衣。首先解开衣服的纽扣或拉链，将衣服从肩膀脱到肘关节位置。

② 先脱去健侧的手臂之后，将脱下的部分衣服压在臀部下面，以防掉落到地上，增加老人心理负担。最后将患侧的衣袖脱去。

针对手臂不灵活的老人，内衣也可选用开襟式样。夏季可选择穿浅色细织布制作的对襟马甲或对襟短袖开衫；冬天可穿厚实绒布制作的对襟立领中式内衣。春秋也有各种针织毛、绒、棉线等开襟背心。

小提示：

在脱衣前，应提前问候老人，明确告知要脱衣的意义和目的，从中得到老人的理解及配合，要根据不同的环境确定老人是否增减衣服。

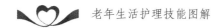

情景（13）　更换开襟上衣的护理之一

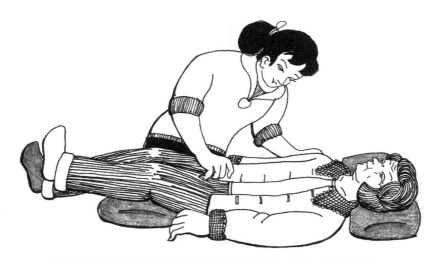

为了更换衣服方便，提倡久卧床的老人最好穿前开襟的上衣。

① 经问候，告知老人准备更换衣服，取得老人的认可后，解开上衣纽扣。

② 为脱换方便，将老人的手臂轻轻弯曲，可顺利脱去衣袖，将准备好的新衣服折好放在老人的侧身后（瘫痪患者从健侧手臂开始脱换）。

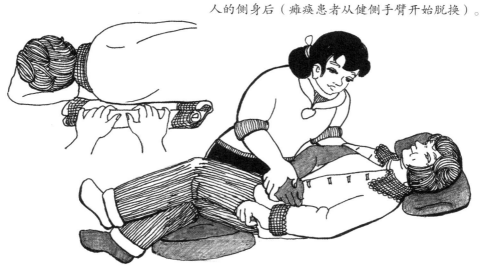

情景分析

在日常生活中，如能帮助长期卧床老人合理的自我修复以及恰当的翻身护理活动，会使老人最大限度恢复肢体功能，还可预防各种并发疾病产生。

护理员应每日有计划、有规律地帮助练习日常生活技能，包括穿脱衣服、解系纽扣、洗脸、吃饭、使用器具等活动，都可预防肢体、肌肉僵硬化。为减少皮肤露在外面时间过长，提倡行动不便的老人最好选择穿开襟外衣，以便更换。

护理要项——

保持肢体功能，老人在平日躺卧时，手指关节要适当保持轻微弯曲（可卷好一个手帕握在手中），肘关节微弯曲。枕头的高度不宜超过侧卧时肩到脖颈的高度，膝关节下放置靠枕，其高度 10~20 厘米，使腿能轻微弯曲，预防膝关节伸展性挛缩。

更换前开襟上衣四步骤：

① 更衣前的问候是不可忽视的，得到老人的配合，才能顺利完成整体动作。首先边问候边解开老人的上衣扣，将一侧手臂呈弯曲状脱出（有瘫痪症状的老人，先脱去健侧手臂）。

② 将脱出的手臂放在腹部，脱下的一半旧衣服折叠后平塞入身体的下方。再把准备好的新衣服套穿在手臂上，注意不要穿反了，以免不必要的麻烦。

小提示：

在护理时，护理员因正对着老人，面目表情要有亲和感，尽可能地靠近老人，主动接触、交流，让老人放心地配合护理更衣。

情景（14） 更换开襟上衣的护理之二

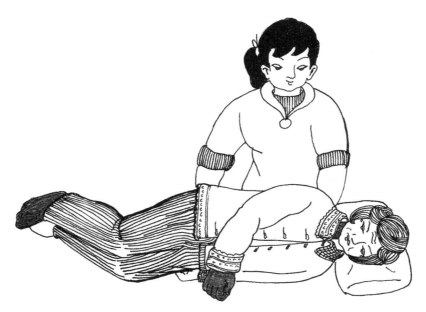

③ 换上新衣服的手臂朝上，使身体侧躺，脱下的旧衣服和另一半的新衣服重叠折好放在老人侧躺下方，准备更换另一侧。

④ 在身体平躺前，先脱去一侧的旧衣袖，随即抽出新衣袖换上，平躺后更换另一侧新衣服，系上衣扣，并将旧衣服放入洗衣筐里。

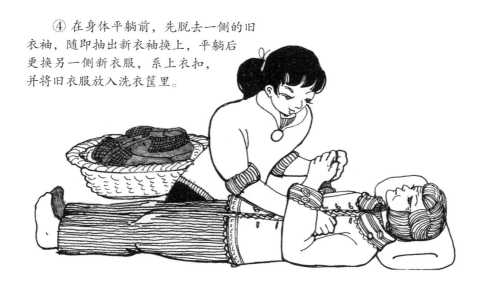

情景分析

更换开襟上衣，对于长期卧床的老人来讲，不仅仅是保持清洁卫生，维护冷暖等日常生活上的需要，更重要的是翻身动作对保健和康复身体机能起着积极促进作用。充分运用更衣时的方便，合理的活动一下老人的腰部、臀部以及腿部关节，缓解身体各部位的酸痛，给老人带来舒适感，更能增加老人积极配合活动的意识。

更换前，床上周围的辅助靠枕要撤掉，保持床上平整，准备好的开襟上衣要放在随手能拿到的地方。

护理要项——

（接第 27 页更换开襟上衣四步骤）

③ 将老人身体侧翻，穿好袖子的手臂朝上，另外一半的新衣服折好放在老人的身体下。

④ 将老人重新回到仰卧状态，顺势把旧衣服脱下抽出扔进洗衣筐里，再把折好的新衣服抽出拉平穿上另一侧袖子，左右抬起拉平衣服后将衣扣系好（有肢体障碍者，护理员要扶住患侧的手再系扣）。

卧床老人的睡衣，要选择开襟的纯棉睡衣，晚间睡觉时更换睡衣的方法与更换外衣是同样的。

更换过程中，护理员不但要注意动作的安全性，同时还要细心问候指导，边发出声音鼓励，动作还要平稳而准确，不可采取拖、拉、推等动作，以免发生擦破老人皮肤和骨折等意外。

小提示：

换下来的旧衣物要及时放入洗衣筐里，不可随意乱放，更换完衣服后，应将各部位的靠枕垫恢复原位，检查床周围是否清洁、整齐，不可留有异物。即刻盖好被子，确保温度不变。

第五节　床单更换的护理

情景（15）　卧床老人更换床单的护理技巧之一

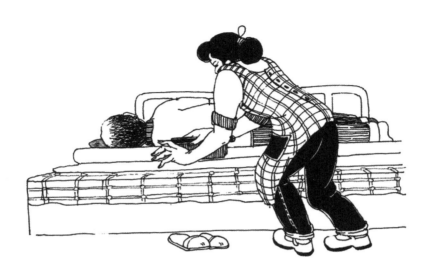

① 让老人从中心位置仰卧换位到侧卧面，靠向床护栏。

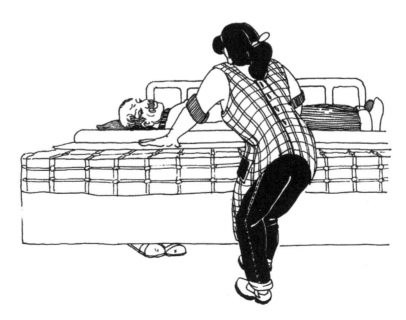

② 将新床单折成1/2找出中心线放到床中央，向清扫过的方向铺好。

情景分析

长期卧床的老人要每隔 2~3 日更换一次床单和枕套，床铺要保持清洁、平整、干燥、柔软，每日清晨要坚持整理被褥，拉平床单，使老人在干净、平整的环境中开始新的一天生活。

不能自理的老人，护理员更应注意老人床上用品的清洁卫生，每当翻身后要及时整理好床面，使之平整，床单最好选择浅色的，浅色床单一旦粘上污垢很容易被发现，便于清洗。

更换床单分自理更换、护理更换。这里重点介绍护理更换床单的四步骤。

护理要项——

护理更换床单四步骤：

① 首先让老人从中心位置仰卧换位到侧卧。面向床护栏，护理员从老人侧卧背部方向把旧床单卷到老人的侧身下（大概在床中心位置），然后用刷子轻轻打扫床褥上的灰尘。

② 将新床单折成1/2找出中心线放到床中央，往清扫过的方向铺好，拉平。

小提示：

老人躺在床上换床单，要注意来回翻身时不可用力过度或忘记杂物在床上，新旧床单更换时避免重叠放在同一位置，凹凸反差太大，对老人翻身会产生阻碍，尽量选择老人睡醒时更换。

情景（16） 卧床老人更换床单的护理技巧之二

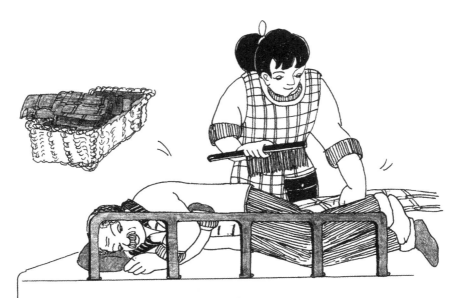

③帮助老人将身体向反方向翻身侧卧。

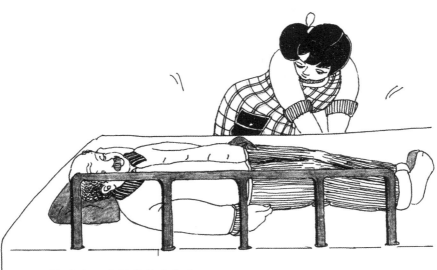

④ 使老人由侧卧转为仰卧。

情景分析

对长期卧床老人，最好在床单上面铺上防水布（面积不易过大，1平方米即可），现在已有一种专门适合床上防水用油布，既防水又透气，皮肤接触后也不会产生过敏等反应，抗菌性能较强，可随时换洗，晒干，以免去频繁换洗大床单的麻烦。

虽然提倡2~3天换洗一次床单，但对于没有使用防水布又出现污垢时，就要立即更换清洗，不可耽搁，护理人员应根据老人的健康情况积极选择适合老人的更换床单或使用尿不湿等清洁方法。

护理要项——

（接第31页护理更换床单四步骤）

③ 先将护栏挪到相反侧，再帮助老人将身体向反方向翻身侧卧，抽出旧床单，放入洗衣筐内，清扫被褥另一侧灰尘，再把另一半新床单逐渐铺平、拉直。

④ 枕套换好放回原位，调整好老人卧姿，使老人由侧卧转为仰卧，确认床面铺平后，先分别从床两侧把床单四角压在床垫下固定，再将其余的床边掖进床垫下，注意一定不能忘记安放护栏杆。

抽出的旧床单不要扔在地上，应直接放入洗衣筐里，以避免地上的灰尘与细菌玷污床单。

小提示：

老人在床上因多汗或大小便失禁而造成床单潮湿、摩擦出褶皱等都会加速压疮的形成，因此在更换衣服或换床单时要注意观察老人身体的变化。另外，由于更换床单反复有翻身动作，注意不要挤压到老人身体下方的手臂，因此翻转时间不宜过长。

第六节　洗脸、剃须、化妆的护理

情景（17）　　三种基本洗脸姿势、两种热毛巾的方法

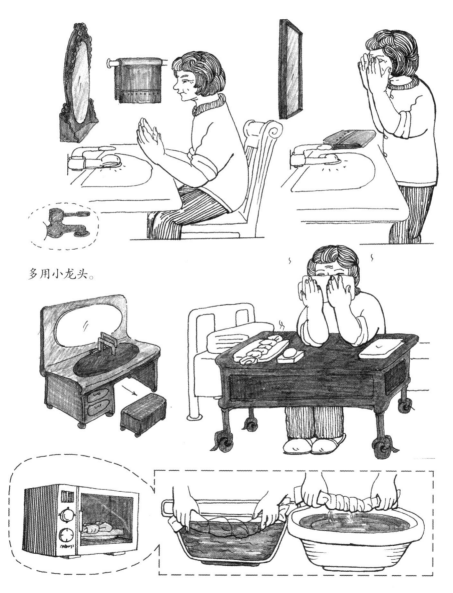

多用小龙头。

用热毛巾给老人擦脸，要掌握好适当温度，以免烫伤老人。

情景分析

每日养成良好的起居习惯，清晨起床后，从洗脸开始。注意正确的洗脸方法，不但能使面部清洁、好看，还会使一天的心情轻松、舒畅。

设置合理的洗脸环境来促进老人洗脸的积极性，洗脸姿势要因人而异，根据老人的身体状况选择洗漱环境，如选择坐在床上洗脸，要掌握好热毛巾的方法。每日洗脸次数以早晚各一次为宜，使用弱碱性香皂，最好交替使用冷水和温水，既能促进脸部、手部的血液循环，又能有效去污。

护理要项——

三种洗脸姿势与环境：
① 坐着在洗面台洗脸时要调整好墙面的镜子角度，保持坐姿平稳，可通过镜子清晰看到自己的头部、颈部。
②站着在洗面台洗脸时，身体靠在洗面台作为支撑点，将毛巾放在洗面台上容易拿到的地方。
③ 在床边坐着洗脸时，要准备湿热毛巾、干毛巾，弱碱性香皂一同放在移动桌面上，将桌腿固定。
两种制作热毛巾的方法：
① 热水热毛巾法：用双手拿住毛巾两端，将毛巾的中端放入50℃热水的盆中浸泡，20秒后略微拧干展开便可使用（毛巾放入热水时，只放中端部分，以免烫到手）。
② 微波炉加热毛巾法：把湿毛巾放进塑料袋里折封好，放到微波炉托盘上加热3分钟即可使用。使用前将塑料袋内的热气先放出再拿给老人，以免袋内的热气烫伤老人。

小提示：

选择洗面台时，尽量选择洗面台下有空间的，以便坐着时可将双腿伸展开，平时还可收纳椅子。对于上肢行动不便的老人，应将水龙头改换成上下开关。

情景（18） 剃须、梳头的护理

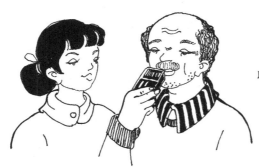

剃须时尽量利用电动剃刀，既安全又方便。

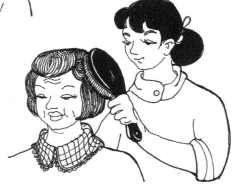

头皮如果出现压疮或湿疹时，要选用质地较软且有弹性的梳子在头发表面轻轻梳理。

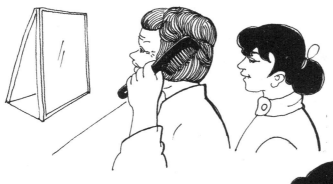

梳理时镜子是不可缺少的。

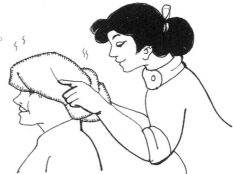

头发纠缠在一起时，不要强梳，选用热毛巾包住头发，等湿润后会很容易梳理。

情景分析

很多男性老人喜欢留长胡须、长头发，给日常生活带来许多麻烦和不便，更容易使嘴的周围因不卫生、不清洁而产生细菌感染。短胡须会促使老人养成每日剃须、清洗的卫生习惯，每日坚持剃须、清理，对脸部更起着按摩作用，劝诱老人尽量自己完成剃须，对活动上肢臂力起着积极促进作用。

梳头能使老人增加头皮的血液循环，改善头皮对营养吸收能力，防止脱发，促进睡眠，更可锻炼上肢的灵活性。

护理要项——

剃须：

男性老人剃须时尽可能地利用电动剃须刀，既安全，又方便，剃完后用温湿毛巾敷在脸部 2 分钟，就会缓解皮肤紧绷的感觉，长胡须用 T 形剃须刀，最好让专业剃须师帮忙，以免刮破脸部皮肤造成不必要的伤痛。

梳头：

① 尽量选择木制梳子，由前发际慢慢往后梳至后发际，再分别梳理头部两侧，以画问号形状梳理。

② 每日梳 3 遍，即起床后、午休间、夜间睡觉前，每次时间为 1~2 分钟。

③ 梳头时，不要太使劲，尽量让老人自己梳理，可自我调控舒适度，感觉头皮有热、胀、麻为最佳，梳头时要对着镜子梳。

小提示：

保护健康头部，关键是要坚持梳理，头部健康会促进全身的血液循环，使老人的神经得到放松和舒展，加速新陈代谢。

注意：头发纠缠在一起时，不要强梳，先用湿热毛巾包住头发略等片刻（3 分钟）湿润后，就会容易梳理了。还可在洗头时，使用少量护发素，但不宜让老人长期使用护发素。

情景（19）　眼、鼻、耳、面部的护理

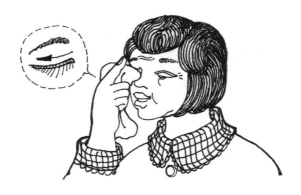

处理干燥凝固的眼垢时，先用温热的湿毛巾润湿后再擦洗。

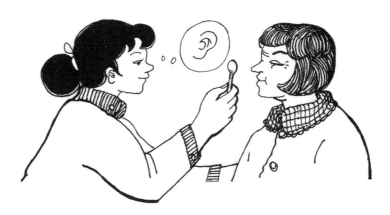

眼睛、鼻子、嘴及耳朵的外部周边污垢尽量让老人自行完成清洗，耳朵内的污垢一定由护理人员定期帮助清洗。

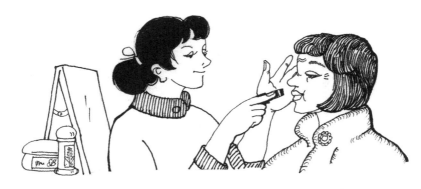

化妆时，要对着镜子，化妆不到位的地方，由护理员给予帮助。

情景分析

眼睛：随着年龄的增长，晶状体会逐渐硬化，其弹性降低，尤其是活动不便的老人，经常睡觉醒来眼垢比较多，因此洗脸时要先洗掉眼垢。

鼻子：老年人鼻黏膜及下鼻甲逐渐萎缩，使鼻道变宽，容易遭受外界细菌、病毒、冷空气等的侵入，易发生慢性炎症。所以日常生活中要注意鼻子的保健和护理，清洗时最好由护理员协助清洗。

耳朵：有些老年人闲暇时习惯用耳勺、头卡子、火柴棒掏挖耳朵，很容易碰伤耳道，引起感染、发炎。因此，清理耳垢一定要由护理员来负责。

化妆：人到老年，面部皱纹明显增多，表皮干燥而粗糙，使用润肤类化妆品，可以补充皮肤中的脂类物质，会让皮肤光润、柔软。

护理要项——

除去眼垢：
首先清洗干净双手，然后用浸有水的纱布手帕从眼角到眼尾轻轻以画弧形式擦拭。如眼垢凝固时，先用水慢慢润湿后再除去。

除去鼻垢：
先用毛巾擦净鼻子周围，然后将棉棒浸有护肤油轻轻插入鼻孔内，缓慢转圈，便可除去鼻垢（入睡前如老人鼻内干燥，可用棉棒浸上芝麻油轻轻在鼻孔内涂抹）。

除去耳垢：
首先让老人保持坐姿安稳，尽量不要晃动，护理人员用棉棒（用甘油润湿一下）反复旋转，轻擦除去耳垢。6~10天做一次耳朵清理为最佳。

关于化妆：
化妆时一定面对镜子，可帮助完成自己看不到的部位，选用刺激性小的护肤用品，用食指分布脸面各部位，然后双手掌进行螺旋式向上搽，眼睛周边用食指、中指合并涂搽，最后稍微涂一点淡淡的口红，以增加自信和美的意识。

第七节　保持愉悦自理的生活方式
情景（20）　维持正常的生活规律

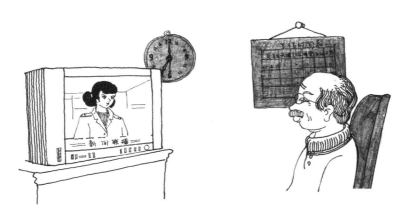

　　为了促进老人思维清晰，了解季节变化和时间规律，护理员每天要为老人安排看电视的时间。选择一些早晚新闻、天气预报等具有实事记录、气候变化的节目。

　　为保持正确的坐姿，放置靠枕调节老人背部的角度，根据季节的变化，安排老人穿好外衣裤，观看节目内容，锻炼大脑思维能力，同时注意眼部的休息。自我感觉眼睛疲倦时要带上眼镜或闭上眼睛休息1~3分钟。

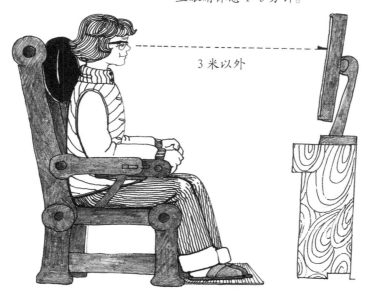

3 米以外

情景分析

老年人平日除提高生活质量外，应培养多方面的兴趣爱好，给身体各部位感官以刺激使头脑思维反应灵敏、快捷；精神面貌的改善，会增加对美好生活的期盼。

根据老人的健康状态，合理地制定"生活时间表"找出适合老人的"最佳起床、睡觉时间""最佳饮食时间""最佳运动、用脑时间""最佳娱乐时间"，督促老人严格遵循"生活时间表"的起居安排，逐渐养成良好的、有规律的生活习惯。

护理技巧——

日常生活时间表的内容：

早：6:00 起床，6:30 晨练，7:30 早餐；

上午：8:30 看电视新闻，10:30 外出活动；

中午：12:00 午餐，13:30 开始午睡；

下午：15:00 自由时间，可选择任何室内外活动；

晚：18:00 晚餐，19:30 看新闻联播、天气预报；20:00 轻微散步，21:00 开始洗漱、就寝。

老年人看电视时要注意不可坐时间太长，在半个小时左右就应提醒老人起身活动，或是去卫生间或是去喝点水、拿点小零食吃等。放置电视的位置不宜离老人太近，距离在 3 米以外。高度在老人坐姿时略微抬头为最佳。

小提示：

护理员在陪同老人生活起居时，语言的问候及引导是很重要的，如，早上起床时，先打开窗帘让老人看着窗外，同时提示当天的天气如何，让老人也参与对当日天气的了解，以增加自我判断能力。刺激大脑思维能力，使老人根据自己的判断选择当天要穿的衣服。

情景（21） 培养令人愉悦的爱好和兴趣

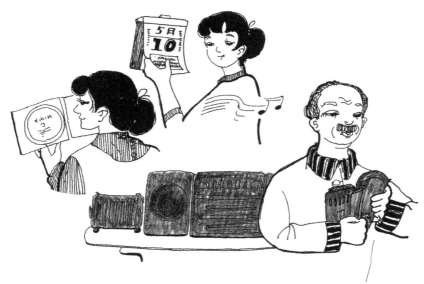

　　在室内应设置一处属于老人自己的空间，安排老人的文化生活，护理人员多与老人闲谈，促进老人思维活动，防止脑细胞衰退。

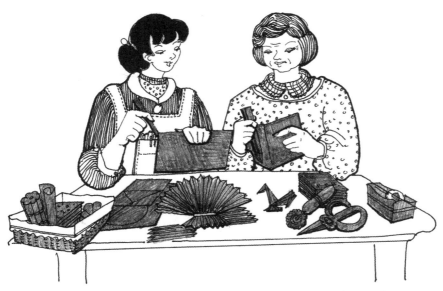

　　制作一些马上可以看见效果的小手工作品，使老人有成就感。

情景分析

老人在保持良好生活习惯的同时，还要有丰富的精神生活。护理人员应细心观察和了解老人的喜好，充分发挥老年人自身的特长，有目的地安排好室内外的各项活动。在室内播放老人喜好的音乐、戏剧、评书、相声、小品、百家讲堂、保健养生知识等电视节目；根据老人爱好，制作手工艺品，将完成的小作品送给邻里、朋友留作观赏纪念，以激发老人对美好生活的追求。

护理要项——

在室内应设置一处属于老人自己的空间（有条件的可收拾出一间房屋）用于书写字画，静坐读书，或听音乐，制作手工艺品等，激发老人积极的生活态度。制作手工艺品前，要做好准备工作，更换工作服装（类似围裙款式，最好是带袖、带兜儿的），准备好各种制作用道具。制作一些马上可以见效果的小作品。如扇子、千纸鹤、风铃、串项链、贴布画、制作陶艺等，都会让老人产生成就感；这样既锻炼了手臂，又激发了大脑的灵活性。如打麻将、下象棋等室内活动。

日常生活中，护理员应主动寻找一些关于日期、季节、天气等话题与老人闲谈，用自然的记忆形式让老人想起家人和自己的出生年、月、日，出生时的季节、时辰等多样思维活动，以防止脑细胞逐渐衰退。

小提示：

可根据老人的生活习惯安排每日读书两次，每次 20~40 分钟。晨练之后朗诵诗词、散文等可使咽喉得到锻炼，扩大肺活量，又可激励老人的思想感情，产生心理效应；午睡之后，喝一杯清茶，静坐阅读，心无旁骛，养脑修心。

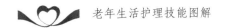

情景（22）　培养室外活动的好习惯

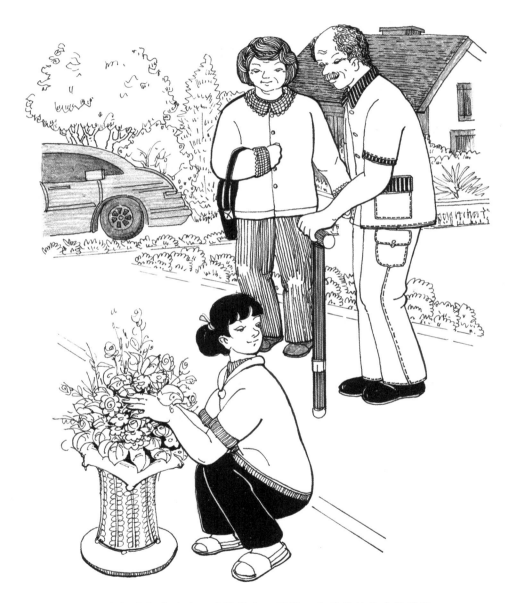

　　适当的室外活动，观赏花卉、寻找一些关于植物生长的话题，让本人辨别各种植物、花卉的名称及开花季节，增加对自然的热爱和生命宝贵的意识。

情景分析

在外出活动之前，要明确外出目的来决定所穿的衣服。比如去商场购物，接触的人比较多，就要穿得整洁、大方；参加老朋友聚会要选择优雅、合体的服装；散步运动时就要穿得休闲、宽松。

衣着打扮不但代表自身的精神面貌，更影响着周围的邻居、朋友、亲人们的感受。您的穿着素雅、得体，会带给大家很强的亲和感。

室外可以做很多有益老人身心健康的活动，如室外养花需要移动花盆、换花盆、松土、施肥、浇水、剪枝等都能活动四肢关节，使身体和大脑得到锻炼。

护理要项——

外出前的衣着准备：

① 根据天气、时间、外出目的选择老人喜欢的实用服饰、帽子、手套。

② 根据老人的身体状况准备随身的背包及辅助物品（联络卡、密封水杯、急救小药盒、手杖、手帕、手纸）。

③ 根据环境及活动地选择适合老人穿的鞋。

对缺乏兴趣爱好，性格比较内向的老人，要耐心引导，利用外出散步时，遇到行人要有意引导老人与对方打招呼。遇到美丽花丛时，有意多停留观赏，寻找一些有关植物的话题，产生对植物变化的兴趣，滋生对自然环境的热爱以及对生命的珍惜，逐渐使老人开阔视野，积极寻找生活乐趣。

小提示：

外出活动，一定要注意，不可给老人穿太紧的袜子，袜口太紧容易导致静脉血液瘀滞在脚腕附近，致使心脏负担加重，站立、行走时间过长还容易引发高血压，脚部长期血液循环不良更会诱发鸡眼，脚起泡，导致行走不便。

第二章 食——
饮食的护理

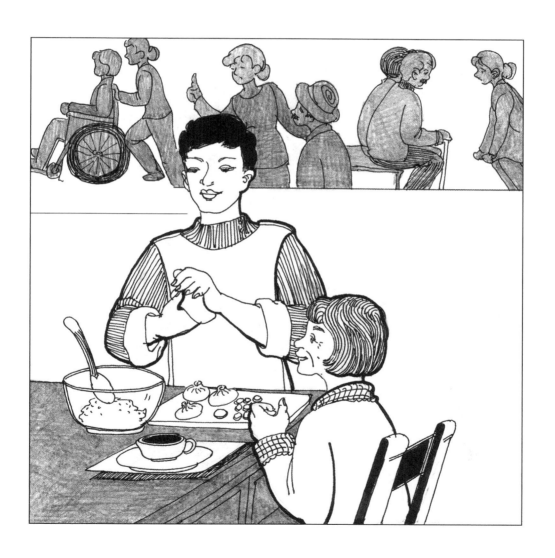

第一节　饮食是维持健康的基础

情景（23）　制定适合老年人的营养配餐表

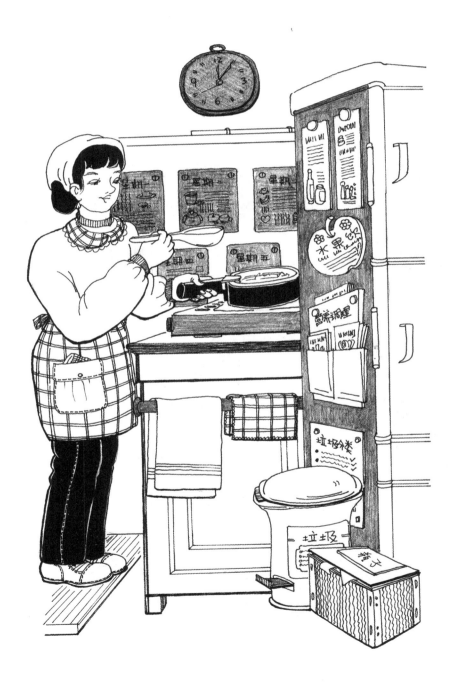

情景分析

科学营养配餐，以及合理的食品搭配已是现代社会饮食文化进步的突出表现，护理员要根据老人的身体，年龄的状况，制定适合本人一周的营养饮食标准。

保持健康的身体状况是与正确的饮食生活规律分不开的，遵循一日三餐的基本原则再搭配上适当的营养配餐是护理人员每日必须要做到的。

护理员在进入厨房时要考虑到厨房的环境卫生，面板、菜板、餐具等清洗、消毒以及自身的卫生状况，做好准备工作。

护理要项——

首先按照老年人每日需求的营养成分，制定出一星期内的食谱和一日三餐搭配标准等系列食谱，然后粘在厨房内的小展示板上，以供方便提示。

在冰箱的门上或侧面，粘上当日备忘录：

① 每日所需要的各种食材，以及料理时的注意事项（如不能太咸不可多放糖等）。

② 老人一日所要补充的水分计量、水果量。

③ 经常服用的药和保健品以及饮用时间，以上都要清楚的记在备忘录上，以便及时提示老人按时遵守。

护理员在准备料理前，注意戴好头巾、头帽、系上围裙，以免头发或身上的尘灰掉入食物中，准备食材时一定要先洗手。

制作料理时要注意厨房的环境卫生，要随做随时收拾。抹布洗后一定要展开晾干，不可堆放在案台上，易产生细菌。

餐具用后要随即洗净，不可搁放在水池内，餐具要定期消毒，用碱水、盐水、热水等都可以，尽可能少用各种洗涤剂，一是不易冲洗净浪费水源，二是留有残余的洗涤剂在餐具里经常会与食物带进口腔，对身体健康极为不利。

情景（24）　六大类营养饮食成分——每日用量

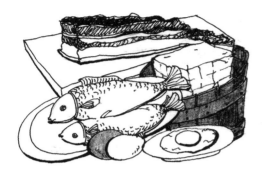

① 蛋白质较多的食品。

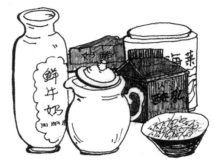

② 含钙较多的食品。

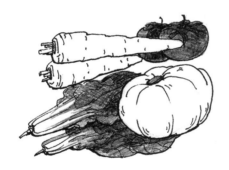

③ 维生素 A 含量较多的食品。

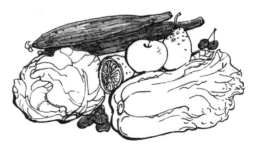

④ 维生素 C 含量较多的食品。

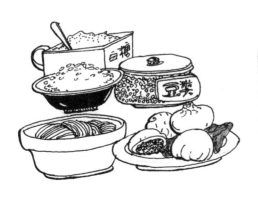

⑤ 含热量较多的食品。

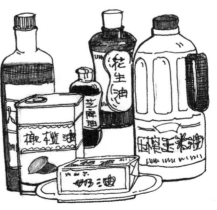

⑥ 脂肪含量较多的食品。

情景分析

每天菜谱里的蛋白质、钙、维生素以及食物纤维的比例搭配，要考虑老人的体质、疾患等是否适合。

人体一天大约需要 30 多种的食品，尽可能地为老人寻找丰富的食品种类以增加营养。因此将 30 多种食品归纳成既简单、又易懂的六大系食品分类。

六大系食品种类：① 蛋白质，② 钙质，③ 维生素 A，④ 维生素 C，⑤ 热量，⑥ 脂肪。

每日配餐要分清主食、主菜和副菜以及汤类、水果科学合理的搭配。

护理要项——

六大类食品的每日用量：

① 蛋白质含量较多的食品：肉类、鱼虾类 100 克／日，蛋类 50 克（1 个鸡蛋）／日，大豆 110 克（2 勺大豆或半块水豆腐）／日。

② 含钙质较多的食品：牛奶、乳类饮料 380 毫升（两杯牛奶量）／日；小鱼、海菜 5 克（海裙带或紫菜）／日。

③ 维生素 A 含量较多的食品：西蓝花、菠菜、胡萝卜、小白菜、油菜，100 克左右／日。

④ 维生素 C 含量较多的食品：蔬菜（白菜、圆白菜、洋葱）200 克／日，水果（苹果、新鲜大枣、橘子）约 150 克／日。

⑤ 含热量较多的食品：五谷饭、杂粮粥、面类约 250 克／餐、糖（20 克／日）。

⑥ 含脂肪量较多的食品：动、植物油约 10 毫升／日。

小提示：

每日不可仅限一种类食品吸收体内，会造成营养失调或偏食现象。

情景（25） 合理搭配营养素及少量摄入盐

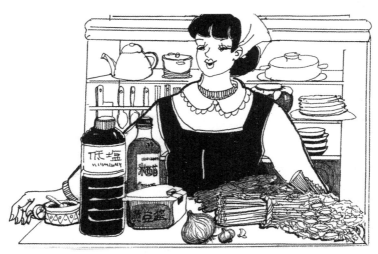

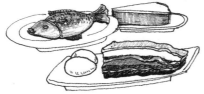

① 含蛋白质较多的食品：
肉、蛋、鱼、奶酪、豆制品。

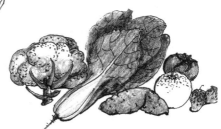

② 含维生素 C 较多的食品：
西蓝花、小白菜、红薯、橙子、
草莓、西红柿。

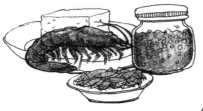

③ 含铜离子较多的食品：
大豆、干鱼、虾、肉类等。

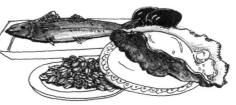

④ 含铁离子多的食品：
鲭鱼、牡蛎、动物肝脏、芝麻、松花蛋。

情景分析

对于患有高血压的老人，要特别注意控制食品中的盐分。过量食用盐也会让高脂血症者血管变脆的可能性增高。盐为百味之首，味道太淡又会降低老人的食欲，而造成营养不良，因此提倡用一些代替食盐的调味料去调节料理的味道。

对于营养不良，免疫力下降的老人的饮食最重要的是营养平衡，增加蛋白质、维生素C、铁和铜等营养素，可维持上皮细胞健康，增强视力，以及对传染病的抵抗力。

护理要项——

少量用盐，每日老人摄入标准：3~5克。

煲汤：做挂面汤可选用含盐量较少的酱油、大酱。锅底料、汤料尽可能少放。对习惯过咸食物的老人，可在烹制菜肴时少放盐，加少量老醋、米醋来提高菜肴的鲜香味。

介绍各种营养素的食品：

① 含蛋白质较多的食品——肉、鱼、豆腐、奶酪等。

② 含维生素C较多的食品——西蓝花、红薯、小白菜、西红柿、草莓、橙子、柠檬。

③ 含铜较多的食品——大豆、小干鱼、虾、猪肉。

④ 含铁离子较多的食品：青鱼、动物肝脏、牡蛎、芝麻。

小提示：

多吃一些富含维生素C的食物，如蔬菜、水果，尤其是深色蔬菜，维生素C具有保护动脉血管内皮细胞免遭体内有害物质损害的作用。

情景（26）　含植物纤维较多的食品及多摄入膳食纤维

含膳食植物纤维较多的食品：

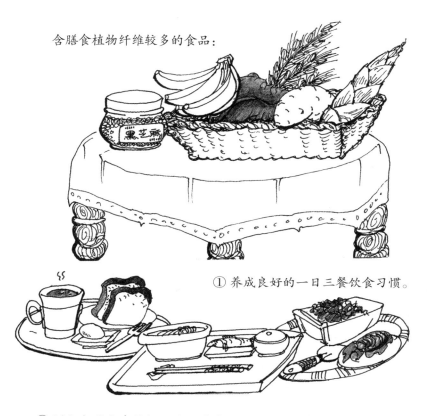

① 养成良好的一日三餐饮食习惯。

② 增加各种含有植物纤维的菜肴及新鲜水果的食用。

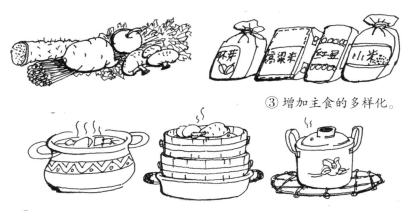

③ 增加主食的多样化。

④ 改进烹饪方法，以煮、蒸、炖、烩为主。

情景分析

老年人每日应摄入 10~24 克（膳食）食物纤维，特别是以精米、白面、肉类、蛋类等食品为主的老年人，更应注意增加膳食植物纤维的补给。

膳食植物纤维主要存在于芝麻、麦、麸、稻米、豆类、红薯、竹笋、海藻等食物中。

此外，新鲜的蔬菜和水果也会提供丰富的植物纤维。

多摄入膳食植物纤维食品有预防便秘、痔疮、结肠癌、阑尾炎等多发症状的作用，对肥胖症、糖尿病、动脉硬化、胆结石的预防也有良好的效果。

护理要项——

吸收膳食植物纤维的基本方式：

① 保证正常的一日三餐的饮食习惯；

② 增加各种含有植物纤维的菜肴及新鲜水果的食用，例如山药、干蘑、红薯、芹菜、香蕉等。

③ 增加主食的多样化，除了平常食用的大米、精白面等单调的主食外，多加些粗粮，例如小米、高粱米、胚芽米、红豆、绿豆等与主食调配。

④ 料理方式的改进，将原来炒、炸料理，改成清蒸淡煮的方式，可避免在料理时破坏膳食植物的营养成分。

小提示：

大量的食用膳食植物纤维也会降低蛋白质、铁离子、铜离子等营养素的吸收，因此摄入量要适当。

最佳老年人的营养均衡比例（按每日的总食物量平分 4 份）：

主食：1/4；蔬菜、水果：2.5/4；肉、鱼、蛋：0.5/4。

第二节　容易进食的菜肴

情景（27）　对于进食较困难的老人

对于吃饭时咀嚼、吞咽较困难或者体力低下不能进食的老人，可以在饭菜加工上下功夫。另外饭前喝口凉饮、吃点水果，可帮助增进食欲。

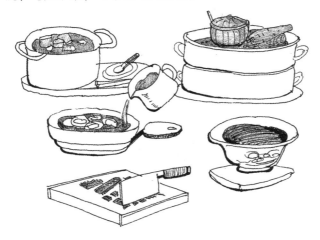

① 把菜蒸煮得软软的。
② 可用红薯粉或调理粉勾兑菜肴，使其成为润滑状。
③ 用搅拌器或菜刀使菜变得更小、更细。

护理员可根据老人的健康情况，每日调理各种营养剂。

情景分析

对于吃饭时咀嚼、吞咽较困难的老人，或者体力低下不能进食者，均可在饭菜加工上多做调节。如吃饭咽食物困难时，可在饭菜里用地瓜粉或调理粉勾兑成润滑状流食，对于没有食欲的老人，可以从老人自己喜好的菜肴或水果之类的食品开始引导其一点点地进食。

护理要项——

进食较困难的老人，调理方法基本可分为三部分：
① 把菜蒸煮成软软的状态。
② 可用地瓜粉、调理粉勾兑菜肴，使其成润滑状态。
③ 用菜刀或搅拌器，将菜加工得更小，达到容易进食的状态。

对于没有食欲的老人，可以准备些本人喜好或口感较好的菜肴，慢慢进食，菜肴的拼摆和颜色要细心摆设，餐具也要实用美观，使老人看后有增加食欲的效果。

要多方面考虑老人的饮食习惯，宗教、民族、个人健康状况，再制定营养配餐，要因人而异提供饮食，如糖尿病餐、低盐餐、素食餐等。

小提示：

避免因食物过大而引起吞咽危险，禁忌太硬、太稀软、太黏等食物，如汤圆、年糕、牛筋等喂食老人。

情景（28） 老年人容易进食的食品及不易进食的食品

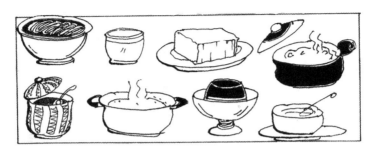

　　容易进食的食品：汤面、牛奶、水豆腐、紫菜汤、鸡蛋羹、粥、果冻、酸奶、乳制饮料、西瓜等。

　　不易进食的食品：奶酪、馒头、烤面包、炒黄豆、煮鸡蛋、炒饭、煮莲藕、生胡萝卜等。如咀嚼、咽下困难时，护理人员尽量避免过硬食品。应精心细作并根据老人的身体现状做好饮食营养搭配。

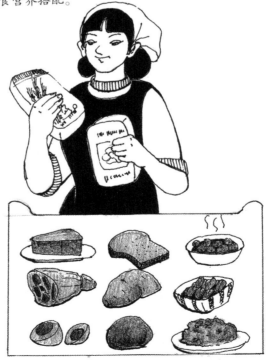

情景分析

对吞咽机能低下的老人，某些食物很容易产生误咽，如：酸奶、汤面等。因此要根据老年人的身体状况，应选择即不能太稀软，也不可过硬的食品，合理调节饮食种类。

味觉、嗅觉机能低下的老人，喜欢吃味道浓重的食品，特别是百味之首——盐和糖，而盐和糖食用太多，对健康极其不利，食用时要格外注意，护理员应多了解食材中所含成分，从食品调理上合理取舍搭配。

护理要项——

老年人的身体各项机能低下时，首先听取医生意见，了解老人的体能后遵照医生诊断来决定饮食的营养搭配。

容易进食的食品：

汤面、牛奶、豆浆、水豆腐、粥、紫菜汤、鸡蛋羹、果冻、酸奶、西瓜等。

不易进食的食品：

奶酪、馒头、烤面包、炒黄豆、煮鸡蛋、炒饭、莲藕等。

如咀嚼、吞咽困难时，护理员尽量避免烹饪调理生硬食品。根据老人的喜好精心细做菜肴，才是护理老人健康饮食的关键。

小提示：

在老人进餐时因感到食物味道太淡而没有胃口，烹调时可用葱、姜、蒜、胡椒、大料、醋（尤其是香醋既能调出菜肴的香味又能软化血管）等调料来刺激其食欲。

第三节　容易进食的方法

情景（29）　调节环境、增强食欲

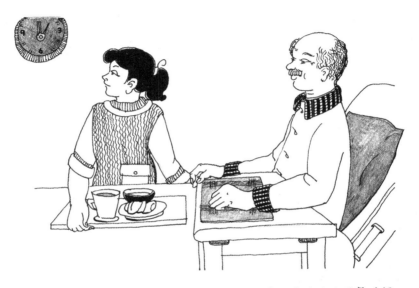

　　老人到吃饭时间并没有饥饿感，护理员可随时延后用餐时间。

　　不同季节更换不同菜肴，可增加老人食欲，多与亲戚朋友聚餐更会给老人带来食欲乐趣和家庭温暖。

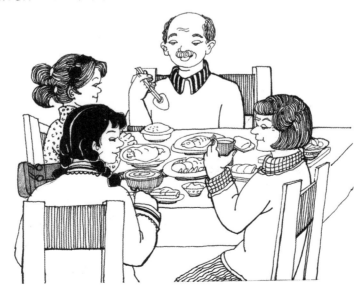

情景分析

一般护理进餐前，护理员要确认室内空气是否清新，必要时应通风换气，排除异味，要考虑到本来到吃饭时间而老人并没有饥饿感，护理人员要灵机应变，改变就餐习惯，延长就餐时间等。

有的老年人单独进餐会影响食欲，如果和亲属、朋友一起进餐则会有效增加食量，给老人带来食欲乐趣。

护理要项——

遇到老人就餐时并不饿也没有食欲，可改变用餐时间，同时减少主食的供给量。

让老人充分感受到家庭的气氛，了解就餐是一种乐趣。虽然有家人、朋友在身边陪伴一起进餐，但也要鼓励老人自行进食。

对卧床的老年人要根据其病情采取相应的措施，使用特别的餐具，还有使用小餐桌方便老人在床上就餐，由于环境不同，老人经常会出现摄取食物量少，进食费事儿并有疲劳感，此时护理人员可协助喂饭。

> **小提示：**
>
> 像水果、果冻之类的副食可提前进餐（就是饭前吃水果、果冻），这样能提高食欲。另外尽可能饭前做一些户外活动、散步等有氧运动，使本人自然产生饥饿感，每日必行，养成良好的饮食习惯。
>
> 护理员在帮助老人进食时，不可与老人谈话和提及老人敏感的问题，否则会使老人搭话或激动时将食物呛到气管中。

情景（30）　如何促进食欲

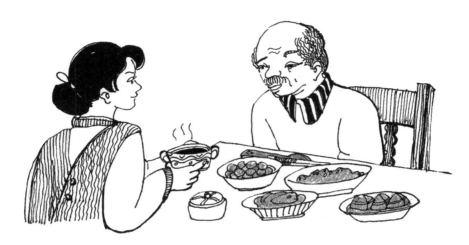

　　对于没有食欲的老人，可以准备一些老人喜好或口感较好的菜肴，慢慢增加进食意识。使用不同颜色的餐具也可以增加食欲，护理员还可根据周围环境来改变餐桌位置，餐布的更换也会引起老人有新感觉以增强食欲。

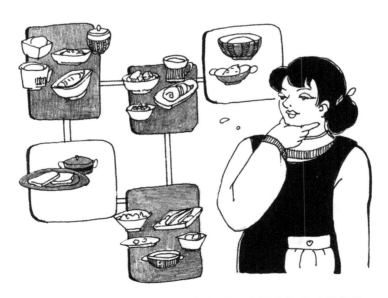

　　一日三餐可分成4~5餐食量，多样变化平时用餐的习惯，促进老人增强食欲。

情景分析

老年人的饮食要保证足够的营养，强调定时定量，合理的营养搭配能调节脂肪代谢,减少血液中的脂类物质,促进胆固醇转化并通过胆汁酸排出体外，降低血中胆固醇含量，有助于防止动脉硬化。

一日三餐的量要根据老人具体健康情况，可增加，可减少，在三餐之间增加两次轻食（如小点心、鸡蛋羹等），或三餐主食减少 1/3。

护理要项——

可以准备些老人喜欢的菜肴，放到明显之处，浓香的味道慢慢让老人增加进食意识。上菜时所用的餐具也要投其所好，护理员可根据每日食谱经常更换餐布、餐具，使老人每日都有新鲜感和进餐欲望。

将三餐主食、副食分成 4~5 份，变成一日五餐，每餐中分别少许加些点心或流食，多样化调节平时用餐的习惯，可增进老人对饮食的兴趣。

小提示：

适当控制进食量：食物能为人体提供能量，而体力活动则能消耗能量，因此进食量与体力活动是控制体重的两个主要因素，只考虑怎样能使老人多进食量，而不考虑运动量，久而久之则会引起发胖，而肥胖是引起高血压、高脂血症等疾病的重要因素，所以应控制好进食量与运动量的对等关系。

有胃溃疡的老人不宜少食多餐，要定时定量找出适合本人的饮食规律。

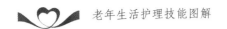

第四节　用餐时的安全性
情景（31）　安全用餐的头部姿势与坐姿

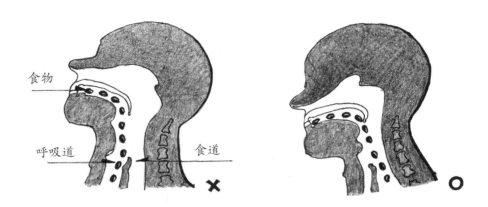

　　由于食道与呼吸道相隔很近，头部向后仰时食物很容易误入呼吸道而引起呛着，造成呼吸困难。

　　进餐时身体略微前倾，双目看着饭菜，双腿自然前伸，根据不同身体状况可用靠垫调节坐姿。

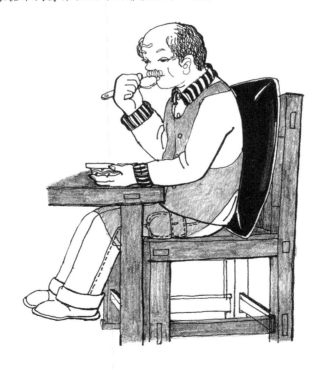

情景分析

老年人用餐的安全是有它的特殊性的，首先要注意老人的坐立姿势和头部倾斜度，其次就是座椅的高度和靠背角度。另外对手臂活动不便的老人，要选择特殊制作的餐具。培养老人进食的自立能力，就餐前由护理员协助布置完餐桌、椅子、餐具等，观察老人的坐姿是否符合标准。

护理要项——

人体的食道和呼吸道相隔很近，尤其是老年人在饮食时很容易呛着，原因是咽食物时头部会往后仰，会引起食道和呼吸道同时张开，造成食物误入呼吸道，使呼吸困难。因此进食时要提示老人保持正确的坐姿，眼睛要看着桌上的饭菜，使头部自然往前倾。

不同身体状况坐姿角度有所不同，为防止老人的腰、背部不舒适可放置大一点的靠垫调整坐姿，双腿要伸进桌子里面自然舒展开,这样对腰部有缓解、放松的作用。

小提示：

在餐厅周围挂上有关安全饮食、健康饮食、卫生饮食以及营养配餐的宣传示意图，可随时提醒老人和护理员熟悉良好的就餐知识，并及时调整自身的不良饮食习惯。

就餐前喝一口温白开水或茶水，滋润一下喉咙。

情景（32）　安全用餐的最佳坐姿及靠背角度

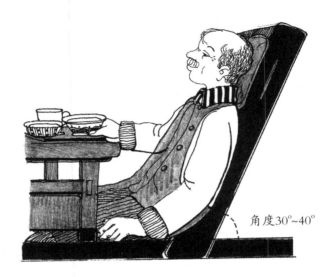

角度30°~40°

①坐在护理床上用餐的老人，床垫抬起的角度要在 30° 以上，枕垫要垫在老人的脖颈部位。

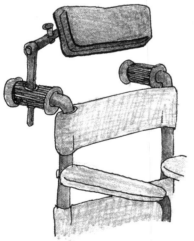

②在轮椅上用餐的老人，可利用轮椅上的活动靠枕，可调整角度。

③颈部不灵活的老人，要选择座椅靠背较高的椅子，并在靠背上部增加厚枕垫（用胶带固定住）保持垂直角度。

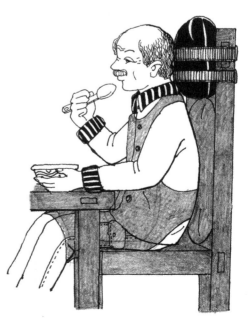

情景分析

　　长期卧床老人的饮食原则为尽量食用清淡、营养丰富、易消化的流食、半流食。因长期卧床，极其容易出现便秘问题。所以不仅是饮食上要注意，更应在外部环境来积极配合充分利用进餐的时机，尽量让老人多活动，立身坐起就餐有助于胃肠消化及肢体运动。坐立或半倾斜靠坐是最安全的饮食方式。

护理要项——

　　卧床老人采用坐姿进餐，床垫靠背的角度需调高 30°~40°，后部颈下垫入枕垫，便于食物下咽。同时可使用跨床短腿小床桌，小床桌的高度在老人的胸下部为基准。

　　在轮椅上用餐时，可利用轮椅靠枕，就餐后再拆去。

　　对于颈部不灵活的老人，要选择座椅靠背的高度超过颈部，以方便在靠椅上部加枕垫（用胶带固定住）。

　　进食前顺便向老人介绍本次就餐食物的特色，让老人在进餐前产生品尝美味的渴望。

　　为避免老人吃饭时撒落饭菜在衣服上，饭前要给老人系上餐巾，这样老人从心理上会放松地进餐，不会因怕撒落饭菜而精神紧张。

小提示：

　　不论坐在床上，还是椅子上或轮椅上，老人的腿安放的位置、姿势不可忽视，尤其是长期躺卧老人的腿、骨关节处柔韧性已减退，要注意不可勉强弯曲，否则会造成骨折、疼痛。

情景（33）　就餐环境、用餐速度

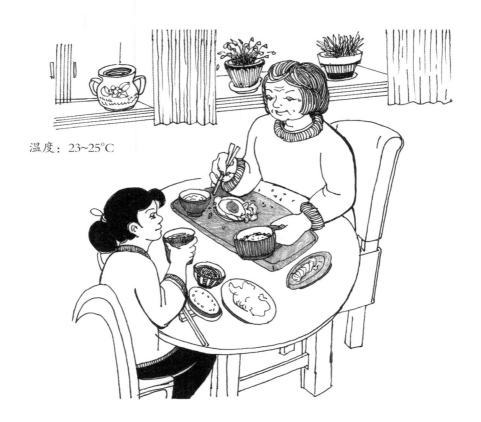

温度：23~25℃

　　尽量维持老年人使用筷子的能力，使用筷子的精细动作对大脑支配能力起着良性刺激作用。对使用筷子不便的老人，可用弹力绳子将筷子顶头部位连在一起，以免掉在地上。筷子经常脱落在地上，也是影响老年人不爱使用筷子的原因之一。

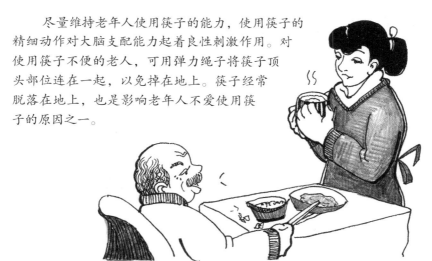

情景分析

老年人患有瘫痪时，会出现肢体萎缩变形、肌张力低下、震颤等，极大影响自理饮食效果。

虽然上肢行动不便给饮食带来许多困难，但有些老人还是愿意自行进餐，遇到这种情况需要护理员首先给予语言上的鼓励，之后布置好室内环境，从房间的温度到周围的气氛，同时还要准备适合老人体质的特制餐具。用餐过程中做好陪护工作，并掌握好老人的用餐速度。

护理要项——

确认室内温度：
室内温度要在 23~25℃为最佳。

设置愉悦氛围：
播放老人喜好的音乐，餐厅周围放置花草盆景。要准备两三人以上的桌椅空间以备亲人或护理人员一同用餐。

尊重老人的用餐速度：
用餐过程中护理员应时常用"慢点吃""别着急"等劝说性语言提醒老人。如老人在就餐时将食物掉到外面，不可用责备和唠叨的语言说教老人，否则会影响老人的情绪，而不想继续用餐。

最佳用餐时间：
就餐时间既不能太快，也不可过慢，早晚用餐时间在 10~20 分钟，中午在 20~30 分钟为最佳。如遇到老人就餐快结束时，还在滔滔不绝，使用餐时间过长，护理员应转移话题"喝点茶吧"等语言，尽快结束用餐。在时间范围内老人没用完餐，不可先把空碗盘撤走，这样会让老人着急，影响就餐情绪。

情景（34）　根据身体状况选用特制餐具

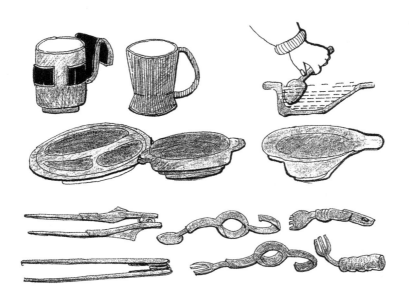

　　选用适合自己的用餐餐具，既可减轻用餐时的疲劳，也能增加就餐时的乐趣及食欲。使用科学设计的餐具会使老人养成独立用餐，饭后自行收拾、清洗等积极的生活方式。

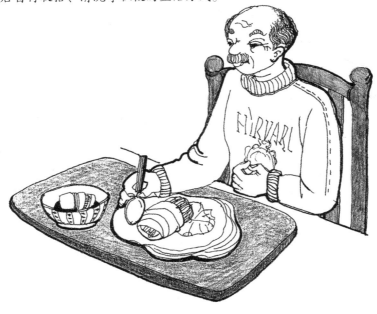

情景分析

现代科学技术的发展，已为上肢障碍者制作出多种多样的辅助餐具，给上肢行动不便的老人独立就餐带来方便，护理员要耐心引导，细心教会老人使用方法。

为上肢活动不便的老人选择适合他们体能的进食餐具，既可减轻用餐时的疲劳，又可促进身体上肢锻炼，更能起到增加进餐时的乐趣及食欲。使用辅助餐具会帮助老人养成独立用餐以及用餐后自行收拾、清洗、整理等积极的生活方式。

护理要项——

首先根据自己臂力、腕力、手指的活动能力选择喝水的杯子、菜盒、饭碗、筷子、勺等（如，盛菜汤的碗一侧是直角，另一侧是斜角，就是为腕力弱而臂力强的老人使用的）。

托盘的使用是非常重要的：

① 安全性：不论是护理员或是本人使用托盘，都可避免饭菜太热时不会烫着手，汤、水等一旦泼洒时不会直接洒在衣服、裤子上。

② 实用性：可将营养套餐一次性全部放在里面，所需用的餐具也可一同放进去，使老人一目了然。

③ 方便性：用餐后收拾起来也很方便，避免来回几次收拾碗筷往厨房里送。剩余的菜饭也可一次收拾到托盘里再倒入垃圾箱，桌面会一直保持清洁卫生。

小提示：

由于特制餐具四凸处比较多，清洗前要先用刷子式的清洗工具清理一遍，再开始用流水清洗，老人饮食清淡，餐具油腻的情况也不多，因此尽量少用洗涤剂。

第五节　预防脱水症及如何处理

情景（35）　怎样识别脱水症

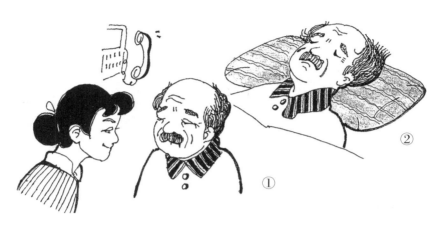

　　怎样识别脱水症，重要的是观察老人的面部表情、言行是否与平时相同。例如没有平时那么有活力、饭量突然减少、站立不稳等都可能是脱水症。

　　① 话语不多，意识不清晰。② 全身疲倦，不愿坐起来。③小便次数及尿量减少。④ 口唇干燥，皮肤无弹性。
　　护理员发现以上症状时要及时关怀并咨询医生对应处理。

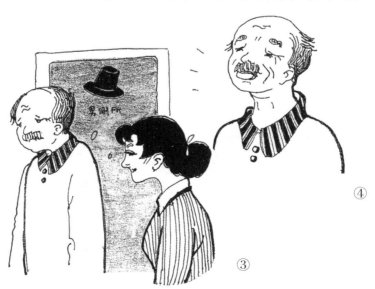

情景分析

60 岁以上的老年人，随着年龄的增长体内水分会逐渐减少 25%~35%，会有慢性脱水现象。人体细胞水分减少，会引起多发病，如，营养障碍、皮肤干燥、皱纹增多、血液黏稠度增加，易导致心脑血管形成血栓、心肌梗死，会影响消化液的产生，使老人感觉头晕、精神萎靡、消化功能障碍、产生慢性便秘等。为减少因缺水而产生的多种疾病危害，护理人员应及时发现症状，及时给予补充水分。

护理要项——

怎样识别初期脱水症状：

细心观察老人的身体与平时生活状态是否有异常现象：

① 没有平时那么有活力、饭量突然减少、站立不稳等都可能是脱水引起的症状。

② 谈话交流时，与平日相比话语不多，意识不清晰。

③ 全身疲倦，不愿坐起来。小便次数及尿量减少。

④ 口干舌燥，皮肤无弹性。

发现以上症状，护理人员要在第一时间给予关怀，送上一杯温开水，帮助老人咨询医生并对应处理。

小提示：

能够提前预防脱水是最好的良药：①准备有计量标准的杯子，严格遵守每日适合老人身体吸收的水量进行饮水。②准备好白开水、茶水、软饮、粥、汤等全包括在内的饮量表格贴在进门处以备提示。

情景（36）　通过饮食补充水分

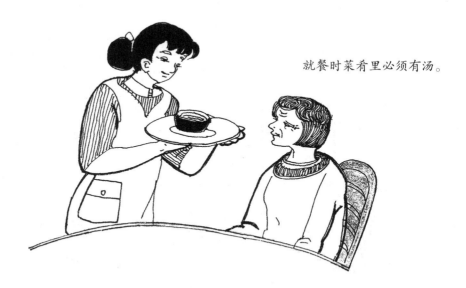

就餐时菜肴里必须有汤。

　　上年纪后肾脏功能逐渐降低，身体会失去大量水分，如果脱水严重会给身体带来巨大影响。防止脱水症状不仅仅靠喝水、吃水果等补充水分，同时需要补充适量的盐分。

　　平均每人一天的饮水量在1000~1500毫升，在料理及用餐时都可有意识地用汤、米粥来补充水分。

　　咀嚼、吞咽较困难的人，可食用冰激凌、酸奶、果冻等柔性食物。

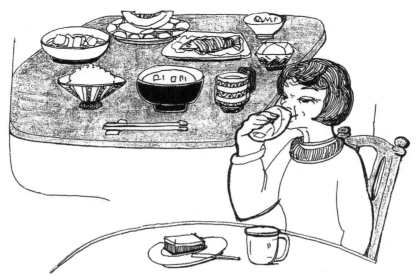

情景分析

为老人做好预防脱水准备，就得养成每日口不渴也要喝点汤汤水水的习惯，以保证人体内水分的平衡，按照平均人体一天所需1000~1800毫升的水量，护理人员可在料理时搭配得当，饭前饭后合理搭配好茶和豆浆等营养饮料，可帮助补充体内缺少的水分。

护理要项——

可在料理制作时补充水分：

清晨空腹饮一杯（200~280毫升）温白开水。温白开水近似生物活性细胞中的水，极易透过细胞膜而产生奇妙的生物活性，对人体的健康非常有益。

早餐可制作适合本人身体所需的营养粥（杂粮粥），正在脱水的老人可在制作时增加水的比例。

午餐可在营养搭配上比平时多做些汤类。

晚饭间可增加喝一杯豆浆，红、绿豆汤等。

在日常生活中补充水分：

茶水、酸奶、水果等都是平时可增加水分的最好饮食，晚上睡觉前1小时养成喝杯牛奶的习惯。

小提示：

不可过多、过量饮水，长期过量饮水，会加重心脏、肾脏的负担，甚至引起水肿、水中毒。

不可喝生水，因含有大量的致病微生物。

有慢性便秘的老人，可在早餐营养粥内增加红薯、南瓜类食物，有助于胃肠消化，缓解便秘。

情景（37）　保持良好的生活习惯，预防脱水症

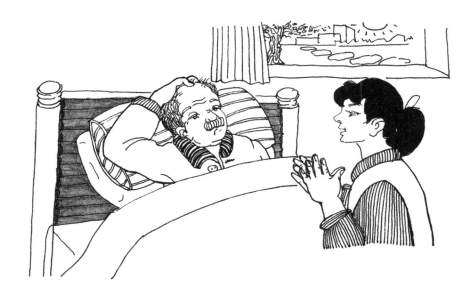

根据本人的健康状况，在护理员陪同下外出就餐，室外的空气和大自然的环境，可防止自闭、孤独的消极情绪。

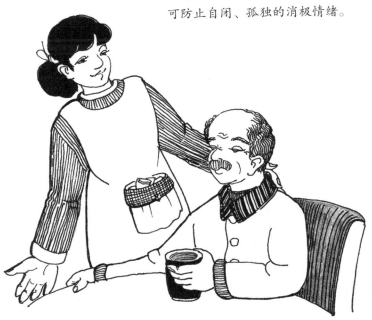

情景分析

老年人在夜间睡眠时，因排尿、出汗、呼吸，使体内相对缺水，导致血液浓缩，血流缓慢，机体代谢物积存。所以早晨起床以后，应当空腹喝一杯温白开水或茶水，既可及时补充水分，又可起到稀释血稠的作用。

饮水后，外出散步，轻微跑跑步，水分可使胃肠道保持清洁，有助于肝脏的解毒以及肾内分泌功能的改善，提高免疫功能，预防感冒、咽喉炎、关节炎和各种皮肤病。

护理要项——

护理员应在老人家中常备暖水瓶和带盖的凉水瓶，以便早晨能及时让老人喝上一杯温开水。喜欢喝咖啡的老人，每日也要控制在两杯以内（9：00~10：00，15：00~16：00）。

注意观察老人散步运动回来后是否会大量出汗，叮嘱老人先用少量的水含在口中，让口腔、咽喉、呼吸道和食道上段的黏膜先湿润一下，然后再多次少量地喝些淡盐温开水。这样可减轻出汗后引起的疲劳、乏力等综合症状。

根据老人的健康状况，护理员陪同老人一同外出散步、就餐，室外的空气和自然界的环境，可防止自闭症、孤独等消极情绪。

小提示：

凉白开水需要加热时，不要反复烧开。将凉白开水中加上热水即可（茶水也是同样）。

老人不宜饮用过热的水，会引起口腔、食道和胃黏膜发生炎症，久而久之，会使黏膜变质，引发口腔、食道部位产生癌变。

情景（38）　调节饮食习惯，防止脱水症滋生

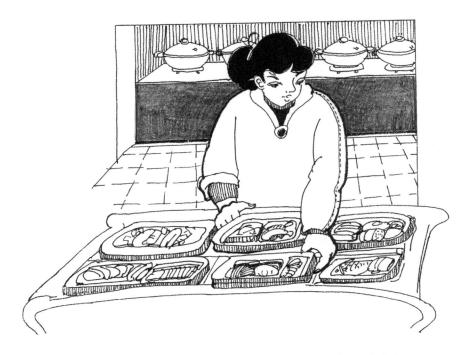

　　护理员可灵活自然地调配老人的饮食，定期预约外卖，既要讲究饮食营养，又要考虑预防脱水等措施。

　　养成饭前吃水果、果冻、乳制品等食品的习惯，能帮助老人进食及消化，防止脱水症滋生。

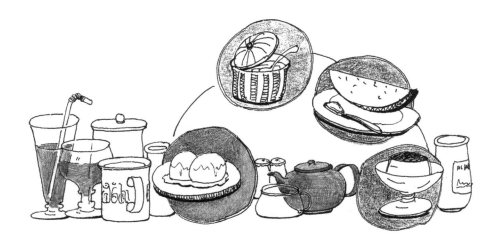

情景分析

为了使老人更积极地进食，经济条件好的家庭可以灵活、主动地为老人调节饮食习惯，经常为老人调换口味。护理人员既要讲究饮食营养，又要考虑预防脱水症引发各种疾病的应对措施，给护理工作增加许多麻烦。因此建议每三四天去一次超市购买做好的半成品，还有专门粥店做的粥、料理店做好的炒菜等，作为当日食谱，既减轻了护理员的护理压力，也可调节一下老人的胃口。

护理要项——

偶尔外出就餐变换胃口：

根据本人的胃口及健康状况每月一两次选择去饭店进餐，最好是子女、孙子、孙女、亲朋好友陪伴参加，更会让老人心情愉悦地进餐。

购买已做好的饭菜调节味道：

每周可选择两三天的早、中、晚餐，任选一餐由护理员在外面购买做好的饭菜（如，今日早餐买豆腐脑、小笼包，后天午餐买个定食套餐等）。

常去喝下午茶，改变心情：

护理员要有计划地调节老人的心情，常陪着老人一起去点心店、饮茶店、咖啡店等，在配有各色各样的小点心、果冻、水果拼摆的店里稍微坐一会儿（30分钟左右）谈谈话，交流一下，这都能使老人心情有所改变，以增加进食欲望。

小提示：

喝午后茶，要选择清淡的绿茶或茉莉花茶，咖啡每天喝一杯，对血液循环、激发大脑活力都有健康作用。少量喝点可可麦乳精特别适合给女性老人补充营养。

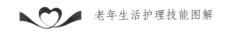
第六节　对半自理患者的饮食护理
情景（39）　就餐前陪护准备

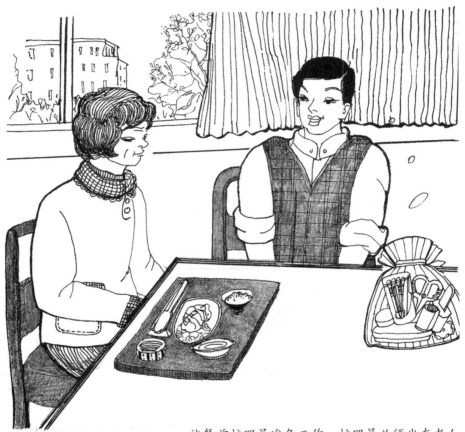

　　就餐前护理员准备工作。护理员必须坐在老人的侧面，不可站立陪伴，否则与老人问话时会使老人头部转向上方，引起哽噎的危险。

　　护理前"吃饭了"大声问候，如果老人半睡眠的状态下用餐时也会引起误咽的危险。用餐时，房间的环境卫生、清洁的空气，白天的阳光照射，傍晚室内灯光明亮，以及播放音乐等护理人员都要细心考虑到，使老人能轻松愉快地用餐。

　　用餐时，会有意想不到的特殊情况，老人口中残留食物情况多有发生，护理员要随身携带方便袋（卫生纱布、湿巾、开口棒等小用具）以便应急。

现场分析

老年人能够自觉定时定量进餐，自由使用筷子或勺子用餐是最为理想的（属于自理型），还有半自理型与非自理型。护理半自理老人就餐是比较复杂的。要鼓励尽量自理就餐，不能自理的部分，护理员帮助解决。

进入老年，大脑支配身体的机能逐渐萎缩，眼睛看到的食物想拿起，但手臂已经不听大脑支配，不便使用（属于非自理型），此时，护理员要完全帮助老人就餐的整个过程。

用餐时房间的环境很重要，首先要清洁、卫生，空气要流通，白天要在有阳光照射的地方，阴天和晚上室内的灯光要明亮。

播放欢快的音乐或少儿节目、评书、戏剧等都需要护理员提前做好准备，使老人在轻松愉快的环境中用餐。

护理要项——

就餐前的准备：

① 护理员必须坐在老人的侧前方，尤其是正在就餐时不可站着和老人说话、问候，否则会使老人的头部朝上仰，而引起哽噎。

② 老人在半睡眠状态下，护理员要大声而亲切地问候或提示"吃饭了"，不可让老人在半睡眠状态下用餐，否则会引起误咽的危险。

③ 用餐过程中会有意想不到的特殊情况出现，比如老人因口中残留食物而引起呛着的情况多有发生，护理员要随身携带生活便利袋（内有卫生纱布、开口棒、小剪刀、湿纸巾等各种小用具）。一旦发生口腔存有异物，可及时应用小用具将异物、残留物抠出来。

小提示：

保持环境优雅，护理员不可在护理老人就餐时接听私人电话，也不可做其他杂事，以免分散专心护理老人的就餐精力。

情景（40）　饮食照护时的注意事项

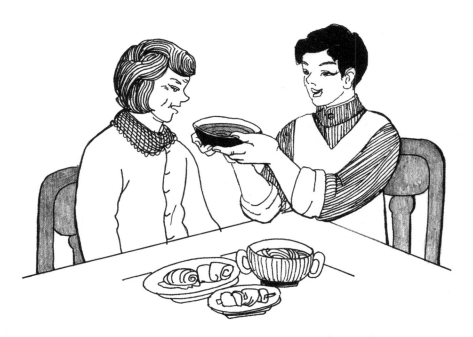

　　就餐前要喝几口白开水（或茶水），使口中分泌出唾液，促使老人意识到应该吃饭了。先将一勺饭放到嘴边，"啊……"诱使老人张口，勺子放在舌头上，如果老人闭嘴困难时，勺子可微微放在舌头里侧，以免食物溢出。口中有食物时，注意不要与老人说话，以免食物呛到气管里。

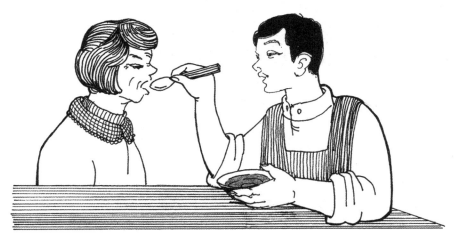

确认口中食物完全咀嚼咽下后，再送下一勺食物。

情景分析

对于偏瘫的老人，多数生活上不能全自理，精神上就更是比较敏感、自卑。在生活和饮食上需要得到亲人的关心照顾，在护理和照料上需要专业护理人员精心陪护。

尤其是吞咽障碍、语言障碍、四肢肌肉不能活动的老人，肢体表达和语言表达都有一定的困难，要完全依靠护理人员的细心观察，才能发现问题，解决问题。

护理要项——

对非自理老人就餐的护理方法：

① 进食前先喝一口茶水（或白开水）使口中分泌出唾液，能促使老人意识到应该吃饭了。

② 其次将一勺饭放到嘴边，"啊……"诱使老人张开口，勺子放在舌头上，如果老人闭嘴困难时，勺子可略微往舌头的里部放，以免食物溢出，还可使老人张开嘴时食物往里流。

③ 老人口中有食物时，不要与老人谈话，否则会使老人在急于应答时将食物进入气管内呛着。

④ 确认口中食物完全咀嚼咽下后，再继续送下一勺食物。

⑤ 就餐结束时，老人口中残留食物的情况多有发生，此时护理员要问候一声"好吃吗"？老人回答"好吃"或"不好吃"时可确认口中是否残留食物。

> **小提示：**
>
> 偏瘫的老人常有害怕尿多给别人增添麻烦的误念，而少喝水或不喝水，这对老人身体康复是非常不利的，要定量给老人补水。
>
> 每天早晨必须保证喝一杯温开水，最好每隔一天少加一点盐。

第七节　饮食后的口腔卫生护理
情景（41）　牙刷的种类及选用

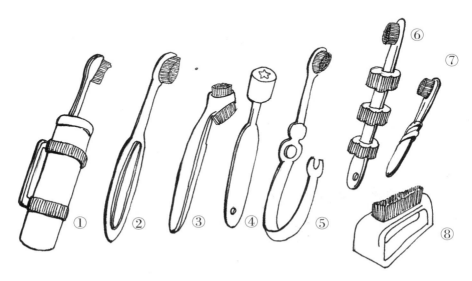

　　正确使用好口腔清理器具，对清洁口腔内窄小部分残留食物及保护牙齿、义齿卫生起着很重要的作用。要根据老人自身口腔健康状况选择适合本人的口腔清理器具。

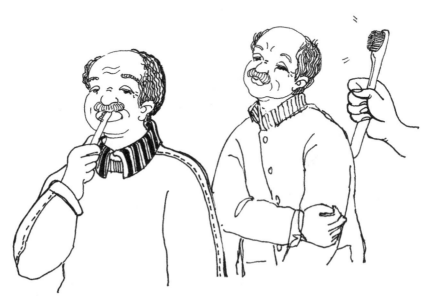

护理员及家属应积极鼓励和提示老人养成良好的清洁口腔卫生习惯。

情景分析

现代生理学研究表明，老年人牙齿缺失不是生理的必然，老年人由于牙齿周围肌肉发生萎缩，牙齿磨损严重，长期残留残渣，而引发的龋病和牙周病，才是造成老年人易掉牙、牙齿缺失率高的主要因素。

因此，老年人只有正确护理口腔健康，保持每日口腔清洗、刷牙的良好习惯，才能有效预防各种口腔疾病和牙齿缺失等症状的发生。

护理要项——

选用适合自己的刷牙用具：

① 电动式牙刷（适用于被护理的老人）。

② 毛质柔软牙刷（适用于半自理体弱的老人）。

③ 双面式牙刷（适用于镶固定义齿"固定假牙"的老人）。

④、⑤、⑥义齿刷（适合各种义齿清洗时使用）。

⑦ 普通牙刷（适用于任何健康老人）。

⑧ 手握式牙刷（适合把义齿拿出后清洗使用）。

养成良好的口腔卫生习惯，早晚刷牙、饭后漱口，及时剔除牙垢和牙缝里的食物残渣，以免发酵而损害牙齿或周围组织。

由护理人员积极地提示老人有关口腔健康知识，逐渐培养日常清洁口腔的卫生习惯。

小提示：

睡觉一小时前不要进食，特别是甜食，刷牙时采用垂直的方法，以防止食物嵌塞，避免牙龈损伤。选择牙膏，尽量选择含中药牙膏，给老人挤牙膏时，挤黄豆粒大小即可。普通情况下，牙刷要一个月一换，牙膏也不要只用一种牌子的。

情景（42）　　如何护理口腔卫生

——进食后自理口腔卫生清洗

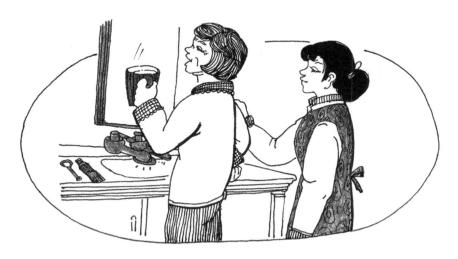

　　自理老人漱口：用温水漱口，注意水的温度不宜过热或过凉。含水困难的老人可用吸管吸水。护理员要随时跟在老人的身边，防止老人仰头时有头晕症状。

　　半自理老人漱口：对行动不便的老人，护理员要先把护理床垫升到坐立位置，准备好特殊刷牙用具，在护理员的帮助下尽量让老人自理完成刷牙过程。

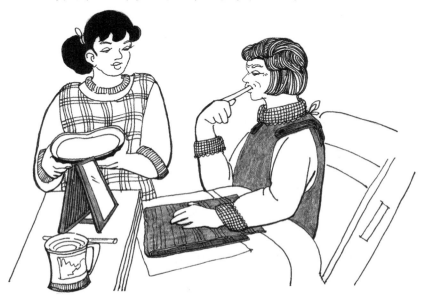

情景分析

老年人牙周组织产生生理性萎缩，牙齿之间产生缝隙，进食后食物碎屑停留在牙齿缝隙中，经过口腔内细菌发酵后会引发口臭、虫牙、牙周炎等现象，更严重者可引发肺炎等。所以要注意口腔卫生，做到早晚刷牙，饭后漱口，清除口腔内的食物残渣。

护理要项——

关于刷牙：

刷牙不但有防止各种口腔疾病及牙周感染的功能，而且有刺激发声、咀嚼等功能。对行动不便的老人，由护理人员先把床垫抬起让本人坐稳后准备以下用具：漱口盆、镜子、水杯、毛巾、带有牙膏的牙刷。在护理员的帮助下完成刷牙动作。

关于漱口：

让老人将温度适中的水含上一口、两唇紧闭，然后鼓动两颊及唇部，使水在口腔内充分洗漱牙齿、牙龈。反复鼓漱 10~15 次后把水吐出，再含上一口水漱 2~3 下吐出，即可清除口腔内的食物残渣，保持牙齿清洁。喝水困难的老人可用吸管代替饮水入口，护理人员要随时跟在老人身旁，防止其仰头时有头晕症状。

小提示：

根据老人的健康状况，可选择使用多种漱口水，如，茶水漱口能增强牙齿的抗酸防腐能力，盐水漱口能有杀菌消炎的作用。

现在商场有专门的漱口液，薄荷味道很浓，但不适合老年人使用，会影响老人的味觉神经。

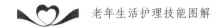

情景（43）　　如何护理口腔卫生

——半自理口腔卫生护理

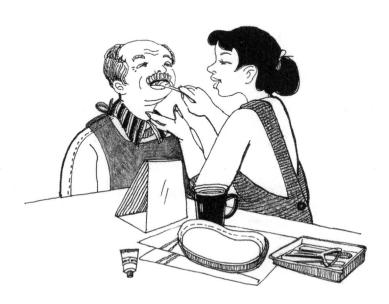

　　对于不能自理清洁口腔的老人，护理员要准备各种清洗口腔的用具，帮助老人坐稳后，围上防水围巾按程序先漱口后刷牙、刮舌。再反复漱口，认真细致地进行口腔清洗工作。

　　选择刮舌用具要根据老人口腔内的状况，刮舌具的宽窄、弯度等是否适合本人使用都应确认清楚。

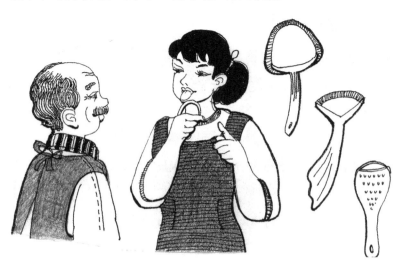

情景分析

保持牙齿清洁美观，不仅是为口腔、五脏等体内卫生健康，还可预防口腔疾病及保持面貌端正美观，会给老人带来良好的精神状态。

现在，牙齿美容技术已经达到相当高的水平，对吸烟、喝茶等形成的着色性污垢、牙表面变色，很容易去除和改善。因此应定期每个月带老人去口腔专门机构，清洗、美白牙齿。

护理要项——

对于不能移动到洗漱间的老人和在床上能坐起但也不能自行清洗口腔的老人，护理员将准备好的毛巾被盖在老人腿上，按刷牙的顺序，先用棉棒牙缝刷等用具清除残留食物，然后反复几次漱口，吐出漱口水，再刷牙、刮舌等早晚各一遍，洗漱后擦干净嘴边的水渍，将身边的小镜子拿给老人观察，问候是否满意。

考虑到口腔面积很小，选用洗漱口腔用具时，要因人而异，如，牙刷头不宜过大、刮舌用具不可太宽等，最好与老人一同去挑选，以帮助了解用具的使用功能。

小提示：

护理员为老人刷牙时不可与对方交谈，同时要观察老人口腔内是否有异味，或异常现象出现。不可自行处理口腔疾病，应及时去医院，按照医生的叮嘱处理口腔疾病。

每次进食后都应漱口，减少口腔内残留食物。

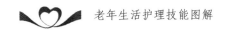

情景（44） 非自理老人口腔护理及义齿的保护

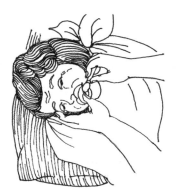 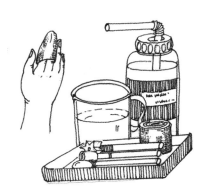

　　由于靠输液管吸收营养的老人食物不能直接通过口腔，使口腔内细菌易堆积，口腔内的卫生护理就更加重要，每日最少应为老人清洗两次。

　　固定义齿的护理尽量鼓励老人自行刷洗，手臂不便的老人由护理员帮助。活动义齿，睡觉前一定要取下清洗完放入清水中浸泡，水要没过义齿。

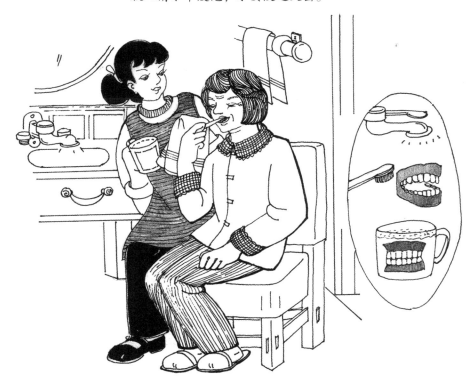

情景分析

患有脑卒中的老人因面神经瘫痪导致吞咽困难，食物残渣存留于患侧齿颊之间，细菌在口腔内大量繁殖、发酵和产酸作用增强，可引起口腔局部炎症、溃疡、腮腺炎等并发症，影响食欲及消化功能，甚至可致全身感染。为防止口腔感染等并发症，促进食欲，必须认真为患病老人做好口腔卫生护理。

老年人常用的义齿分为两种：① 固定义齿，戴上后不能自动取下。② 活动义齿，可自由取戴清洗，损坏后易修复。多数老年人会选择活动义齿，方便且实用。

护理要项——

吞咽困难的老人，要通过吸管吸收营养，不能直接通过口腔，口腔内细菌易堆积存留，口腔的卫生护理就显得更加重要。在清洗前，先将老人身体保持侧卧，围上毛巾，展开清洗用具。由于老人此时没有漱口能力，护理人员一侧手的中指和食指缠上纱布伸到老人的嘴里轻微擦拭，还可用各种形状的棉棒清洗口腔中更窄小的部位。

固定义齿尽可能由老人自行清洗，完成不了的由护理员协助完成。

活动义齿在用餐后摘下，先用水冲干净残留物，用普通牙刷洗刷，残留物洗不掉时可少量使用牙膏。睡觉时，为防止义齿干燥变形，一定要用清水浸泡，并且水要没过义齿。

小提示：

义齿不可长期放置不戴，戴用几年后，如出现松、脱或摩擦疼痛时，应到牙科医院修复检查或重做，不可勉强使用。

第八节　口服药物时的护理

情景（45）　服用药物前的准备

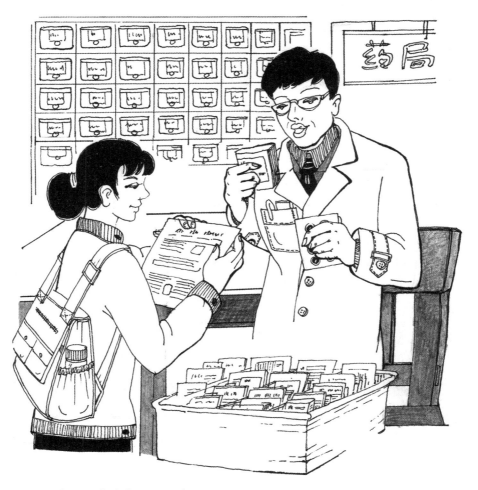

　　主治医生为老人的病情治疗后开出药方时，护理人员要认真负责地确认服用方法、时间、药量以及注意事项（同医生反复确认）。

　　在护理老人服药时要注意以下几点：

　　①坐直身体。②用温水先润口。③确认服用时间段。④确认一次服药剂量。⑤服药时不宜仰头。⑥确认服药后药物是否咽下。

　　给老人服药时护理人员务必在老人身边，如发生误咽时，终止服药，做好紧急处置。

情景分析

进入老年，身体各系统（如脑、心、肝、肾、肺、皮肤、骨等）的功能都有不同程度的衰退，因而对药物的耐受、解毒、排泄功能和抵抗药物的副作用的能力，会明显降低，很容易在体内蓄积中毒。引发药物中毒或用药无效多半是因为服用两种以上的药物，这就不可避免地发生药物间的协同或拮抗作用。因此护理人员不可自作主张怂恿老人随便服用与治疗无关药物或保健品，一定要听取医生的正确意见。看清药品的内容及注意事项，严格遵守服药剂量及服用方法。

护理要项——

医生开出药方后，护理员要亲自与医生确认以下几点：
① 问清何种药物，起什么作用。
② 问清何时服用及服用方法。
③ 问清是否有副作用及呈现度。
④ 问清出现副作用时的处理方法。
⑤ 问清与其他药品一起服用是否妥当。

为老人设立服药档案，每日服药的注意事项及服药后的反应和效果都要做详细记录。

小提示：

服用滋补品、补药是有一定的副作用的，必须辨证进服，要掌握因人而异、因病而异、因地而异、因时而异的原则，咨询营养师和医生，选用适当的补药进服。

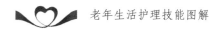

情景（46） 服药的黄金时段及药物保存

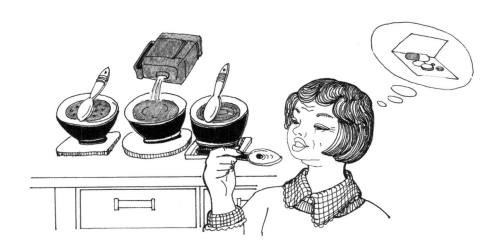

药放在勺子里服用既安全又卫生。对于服药较困难的老人，可把药放在稀释的果冻或拌上食用润滑剂一起服用。

老年人一次用药会有两三种以上，用不同颜色的胶纸贴在密封口袋里标注药名、服用时间等做好药物分类。液体药剂放在冷藏库特定位置保存，粉末、胶囊、固体药剂在通风、干燥的药箱内保存。家庭用药箱要经常整理。

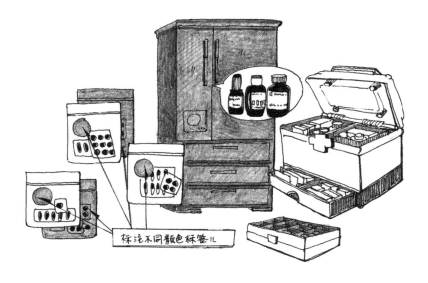

标注不同颜色标签儿

情景分析

科学地服用药物，掌握最佳时间段服用才能发挥药物的最大功效，减少药物对体内的毒副作用。尤其是老年人吸收代谢药物的能力已减弱，因此要选择适合本人的最佳服药时段（黄金时段）。药物的保存方法，如何分类、整理以及存放是护理人员在护理工作中不可忽视的部分。

护理要项——

服药的黄金时间段表

黄金时间段	对应身体现状及功效
清晨空腹（早5：00-6：00）	多为滋补类保健品，可迅速吸收和充分利用（人参、蜂乳）
早晨（早7：00）	用于抗结核药和糖皮质激素等西药，可提高疗效，减少副作用
饭前（饭前30-60分钟）	多为健胃、肠道消炎、止痛药（如胃仙U、西咪替丁）及预防凝血的阿司匹林
饭时	多为助消化药（淀粉酶、胃蛋白酶等）可及时发挥作用
饭后（饭后30分钟左右）	如保泰松、索米痛片等饭后服用可减轻刺激性
定时（间隔一定时间）	多为吸收快、排泄快的抗菌消炎药，能在体内保持有一定的药效
睡前（睡前15~30分钟）	多为催眠药品及8~10小时后见效的泻药，在次日清晨可望排便
必要时（患病当时）	多为解痉止痛药（阿托品、颠茄）和心绞痛、头痛等服用的药物
与脂肪餐同服	如维生素A、维生素E等在食用油性食物后服用，便于吸收

准备小型药盒、药袋（内装一周内所需服用药），根据老人的身体状况严格遵守医嘱，用各种颜色卡片标注服用药名及服用时段，以免服错用药。液体药剂放在冰箱内保存（在冷藏处选择特定位置），粉末、胶囊、固体药剂放在通风、干燥的药箱内保存。对服药较困难的老人，可把药放在稀释的果冻或拌上食用润滑剂藕粉等一起服用。

小提示：

老年人习惯在服药时，把药放在手里，这样很容易丢落在地上，造成药剂不足还要去医院药房续补等麻烦，应提示老人将药放在勺子里或瓶盖儿里（或放在小方纸上折叠一下）服用，既卫生又安全。

特别要注意，非自理老人服药时的姿势，服药时一定要坐起来服用，实在不能坐起的老人，一定要侧卧服药。

第三章 住——

就寝到站立的护理

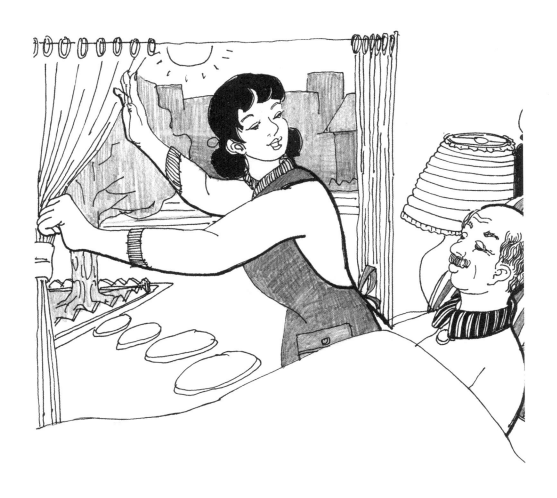

第一节　就寝前的准备

情景（47）　舒适的寝具

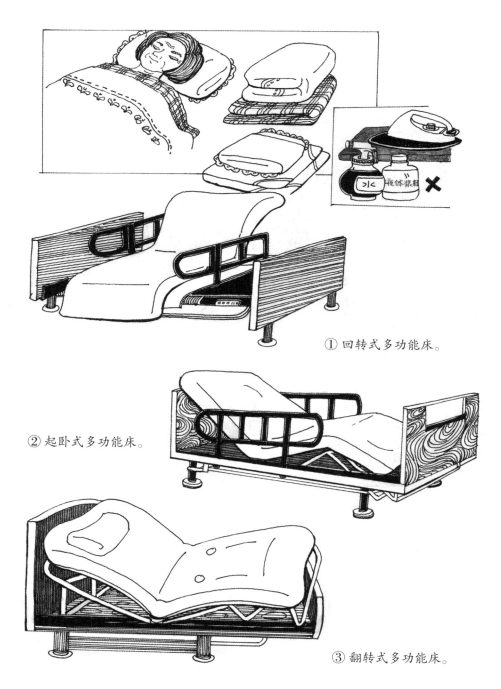

① 回转式多功能床。

② 起卧式多功能床。

③ 翻转式多功能床。

情景分析

优质的睡眠能使老人醒后全身舒适，消除疲劳，精力充沛，头脑清晰，因此为保证良好的睡眠质量，首先要使卧室内安静，睡前是要选择老人喜好的灯光、香味，放送休闲、优雅的音乐等，为老人设置舒适、宁静的入睡环境。另外，寝具的选择更是非常重要的，现代科学研制出许多种类的专用护理床，其软硬度都很适合老年人的体质，各种功能也很全，在床上设置吃饭的小饭桌，还设置了可排泄、可洗浴等功能。经济条件允许的情况下可为老人选择这些护理用床。床上配套寝具，如被、褥、枕的舒适度也很重要。

护理要项——

介绍三种多功能护理用床：①回转式多功能床。②起卧式多功能床。③翻转式多功能床。

使用适当硬度的木板床，再垫上两床厚棉褥，既柔软，又平坦，特别适合老人居家使用。

选择较轻、保温性较好的褥子和毛毯作铺垫。盖被最好选择相对薄厚两床，以备调节冷暖。被褥不宜太厚、太重。要经常在阳光下曝晒，保持其松软和干爽。被褥应选用纯棉被褥套，套上后再选用毛巾被在里面直接接触人体更有柔软感。枕头上要选择纯棉易洗的枕巾，最好2~3天换洗1次，防止螨虫滋生。

小提示：

清洗后的被、褥单、枕巾要自然晾干、晒干，不可浆洗熨烫，以免被褥单、枕巾浆洗熨烫后变硬，会擦伤老人的皮肤。

卧室温度保持在25~28℃，相对湿度为50~70%为最佳睡眠环境。

第二节 就寝的护理

情景（48） 身体支撑点，睡眠的姿势

仰卧时身体接触床面支撑点：头部、颈部、肩背部、肘部、腰部、臀部、手掌、小腿、脚跟。

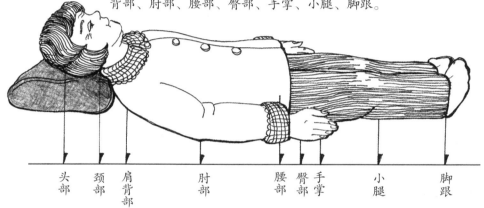

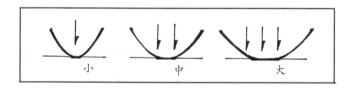

如，接触面积小，压力集中，易疲劳。相反接触面积大，压力分散，易解疲劳。

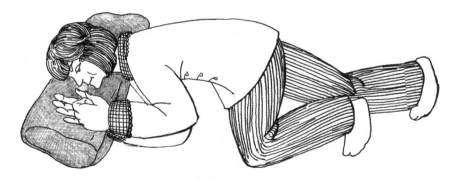

改变睡姿也能使身体得到放松，侧卧睡姿时将双腿分开，双臂自然伸展等动作的改变都可以增加支撑点以达到睡眠舒适感。

情景分析

随着年龄的增长，老人机体结构和睡眠功能会发生退化，这都是正常的生理变化，应帮助老人在调整好自己心态的同时，尽量改变之前不良的睡姿，寻找适合本人最佳的睡眠姿势，逐渐养成良好的睡姿习惯，以获得充足的优质睡眠。

在睡觉时，主要有四种姿势，即仰卧、左侧卧、右侧卧和俯卧。通常老人选择仰卧和右侧卧的睡眠姿势为最佳。

护理要项——

关于仰卧，仰卧睡觉时，身体与床铺的接触面积越大，身体越不易疲劳，而且有利于肢体和大脑之间的血液循环。

关于右侧卧，选择右侧卧睡觉时，有助于胃的内容物排出，患有胃炎、消化不良和胃下垂的老人最好选用右侧卧睡眠姿势。

时常改变睡姿，能使身体得到放松，缓解长期一种姿势而造成的半侧身体受压麻木。比如侧卧时双脚分开的角度要大些，双臂要展开，分散放置四肢的面越大，支撑面就会越分散。

小提示：

如就寝姿势选择不当，会导致身体内部血液循环缓慢，身体外部皮肤会引起压疮、压力型皮肤溃疡等。尤其是俯卧，虽然接触面积大，但面部对着床面会导致呼吸困难和面部易衰老等。

情景（49） 关于靠垫、枕垫的使用

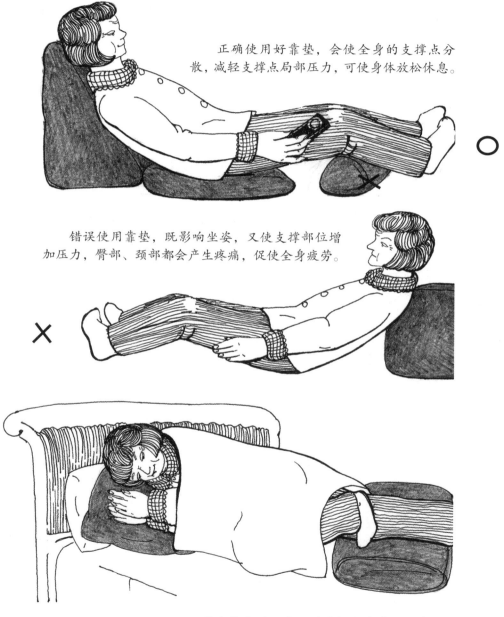

正确使用好靠垫，会使全身的支撑点分散，减轻支撑点局部压力，可使身体放松休息。

错误使用靠垫，既影响坐姿，又使支撑部位增加压力，臀部、颈部都会产生疼痛，促使全身疲劳。

卧床休息时，有目的地根据自身的健康状况放置靠垫，会提高睡眠质量，增强血液循环。

情景分析

对于长期白天靠坐卧休息的老人，需要重视由此而带来的身体局部被压迫的隐患，由于坐卧姿势会比躺卧姿势接触床面要小，臀部肌肉负担压力过重，不能得到充分放松休息。因此在老人后背要放较大型的靠枕，以减轻臀部所承受的压力，分散支撑力，有时老人在坐姿不平稳时身体容易前倾，会使靠枕移动而产生缝隙。因此，要准备大、小不同，形状各异的枕垫，以便在翻身、体位变动而产生缝隙时随即补充上。

护理要项——

白天老人看报、看电视等坐卧休息时，正确使用好枕垫、靠垫是很重要的，市场上已出现不同材质、不同形状的靠枕、靠垫，应根据老人的身体状况选择软硬程度适合、造型舒适的靠枕、靠垫使用。

午睡是弥补老人睡眠不足的好方法，但睡眠时间不宜过长，一般 30~60 分钟为最佳。护理员不但要掌握好老人的午睡时间，还要尽量让老人的卧姿与夜间的睡姿有所区别，有目的性地放置枕垫、盖上轻便保暖的毛巾被，会使老人很快入睡。老人熟睡后要及时观察枕垫是否移动，并将移动过的枕垫放回正确位置。

> **小提示：**
>
> 身体过于肥胖的老人，血压过低和血液循环系统有严重障碍的老人，应改变生活习惯，在午饭前 30 分钟结束午觉或饭后 1 个小时以后再开始午睡。容易打鼾的老人最好选择侧卧姿势休息。

情景（50）　选择最佳躺卧位置及护理之一

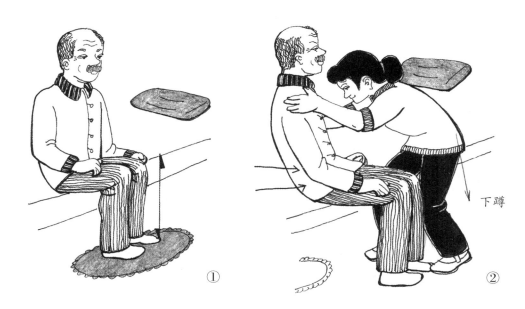

①

下蹲

②

　　护理老人躺卧时，要提示老人以自身的肘关节和臀部为辅助支撑上半身，安稳躺下。

　　护理员扶住老人上半身缓慢而准确地将老人斜卧在床上。护理员在护理老人的同时，要注意保护自身行动安全（尤其是腰部），以免影响护理工作。

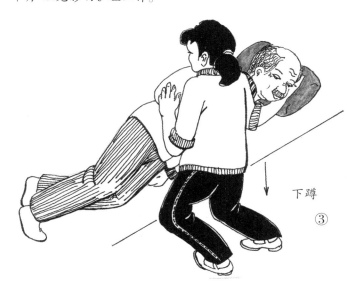

下蹲

③

情景分析

为老人准备就寝，先要确认老人的坐姿状态是否平稳，双腿着地是否与地面保持垂直，放好枕头的位置，护理老人躺卧前，要用仰视或平视的眼光与老人商量准备就寝的问候语，使老人安心，从而得到老人的配合。

对使用护理用床的老人，护理人员要根据老人的身体状况调节靠背的高度。

护理要项——

① 尽量让老人独立坐在床上，双臂自然放下，上身保持平稳，确认双小腿与地面保持垂直（标记好双脚着落点，以备起床时双脚落在相同位置，将踏垫挪到旁边以免绊倒老人）。

② 护理员一只手扶住老人肩膀，另一只手扶着老人另一侧手臂，同时提示老人用睡枕方向的手掌支撑点辅助身体缓慢向枕头侧倾斜顺势躺下。

③ 提示老人充分运用自身腰部的支撑点，护理人员要掌握好平稳度，双手分别扶住老人的腰部和颈部慢慢放躺上半身，然后再将双腿抬起安稳地放在床上，同时再把老人从侧卧转为正卧姿势。

小提示：

在护理老人就寝过程中，避免过急、过快，否则会使老人有不安情绪，还会引起老人头晕、头痛而影响入睡。

护理员要护理好老人，首先要保护好自身的健康，尤其是腰部，弯腰时要屈膝使腰部尽可能放低，以减轻腰部用力避免造成伤害，引起腰痛。

情景（51） 选择最佳躺卧位置及护理之二

④平躺后调整位置，先帮助老人把双膝使成弯曲状态，从头和肩部开始调整位置。

屈膝→

⑤调整老人的腰部位置时护理员要屈膝下蹲，双臂平衡展开，分别扶住老人的颈部和腰部，做整体调整。

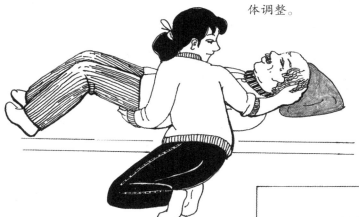

⑥护理偏瘫的老人就寝侧卧时，健侧要在身体的下方，平躺后要先将瘫痪侧的腿抬到床上。

情景分析

在护理老人睡觉和休息时，首先要尊重本人睡眠习惯，尤其是睡觉姿势，枕头的高度，如有改变睡姿必要时，也要逐渐培养，耐心劝导，不可急躁，护理人员的护理态度直接影响老人的睡眠情绪。因此，在护理躺卧动作时既要动作敏捷，又不可过快，随时问候老人得到老人的配合，就可安稳地让老人舒服地躺在床上。

护理要项——

（上接第 105 页）

④让老人充分利用腰部为支撑点，护理员要掌握好平稳度，双手分别扶住老人的侧臀部和颈部慢慢放躺上半身，抬起双腿安稳地放在床上，同时由侧卧转为仰卧。

⑤ 需要调整位置时，先帮助老人把双膝使成弯曲状态，然后要先从肩和头部开始移动，护理员用一只手臂托住老人肩颈部，另一只手臂从相反方向一同托起老人另一侧肩膀，就可上下左右将老人身体调整到正确位置。将头、肩部的位置确定后，护理员身体改变体位，屈膝下蹲，双臂分别放在老人的后颈部和腰部，整体确认一下老人身体是否端正。

⑥护理偏瘫的老人就寝侧卧时，健侧要在身体的下方，平躺后要先将瘫痪侧的腿抬到床上。

小提示：

有瘫痪症状的老人，上半身躺卧后，护理员务必将老人瘫痪侧的腿先放在床上，盖上被子之前，要检查一下床单是否平整，不要将杂物放在床上。

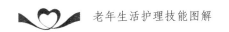

第三节　躺卧老人的护理

情景（52）　预防压疮的滋生

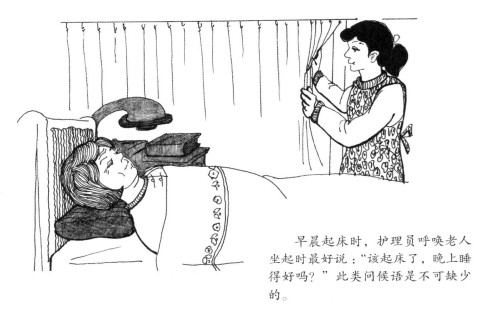

早晨起床时，护理员呼唤老人坐起时最好说："该起床了，晚上睡得好吗？"此类问候语是不可缺少的。

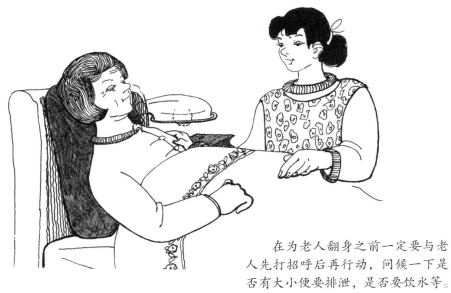

在为老人翻身之前一定要与老人先打招呼后再行动，问候一下是否有大小便要排泄，是否要饮水等。

情景分析

对长期卧床的老人，为防止压疮等皮肤病的滋生，必须保持正确的睡眠姿势。在保证充足的夜间睡眠外，白天尽量不要长时间躺卧在床上，护理员应掌握老人的身体健康状况，帮助老人坐起变换体位。

老人因长期卧床不能自行翻身，家属或护理人员应科学合理地为老人定时翻身和做按摩康复活动。恰到好处的体位变换活动，会使老人最大限度恢复肢体功能，防止因压疮和皮肤病而引起的并发症滋生。

护理要项——

早晨起床时，护理员呼唤老人坐起时最好说："该起床了，晚上睡得好吗？"此类问候语是不可缺少的。

在为老人翻身之前一定要与老人先问候再行动，问候一下是否有大小便要排泄、是否要饮水等。然后再翻身锻炼，肢体变位时还要提示老人行动方向、动作要点以及用鼓励性语言增加老人的自信心，尽量发挥老人自身的活动能力，得到老人积极配合，不但可以减轻护理人员的护理工作量，又能达到老人康复健身的目的。

每位老人的身体健康状况不同，在选用护理器具（包括护理用床、空气软垫）前要咨询相关医生，了解老人的病卧史后再选定适合老人的床具。

小提示：

使用自动体位变换床时，容易出现弯曲过度而挤压到老人，因此使用时注意观察老人面部表情和身体反应，避免发生意外。

使用空气软垫也应经常更换和清洗、消毒，避免长久使用过的床垫滋生螨虫而感染皮肤，引起并发症。

情景（53） 瘫痪老人自理翻身技巧

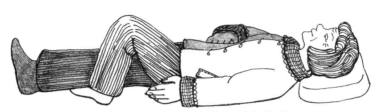

① 保持仰卧状态健侧腿曲膝，脚放在患侧小腿下。

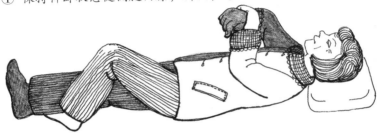

② 一侧手臂握住另一侧手腕同时抬起到胸前，准备下一步翻身动作（健侧手握住患侧手腕）。

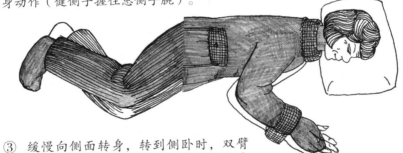

③ 缓慢向侧面转身，转到侧卧时，双臂随身体一同着落，健侧脚自然放下（侧卧时身体的健康部分一定在身体的下面）。

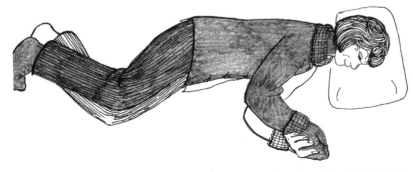

④ 全身完全侧卧，健侧手、脚恢复自然侧卧状态，护理员随时跟在老人身边指导、引导，使老人尽量自理完成翻身动作。

情景分析

翻身不只是为预防各种疾病的发生及病后康复的活动，还可调整睡眠质量，解除机体疲劳，尤其对睡醒和休息后准备起床时由静到动的机体变化起着过渡缓解的作用。

做翻身护理时，最好采用引导自理转身，实在不能完成的动作，护理员再给以帮助。

进入中老年，身体活动功能逐步减退，护理员应培养老人练习自理翻身动作，使身体延缓机能退化，增进活动能力。

护理要项——

老人身体状态大致分为自理、半自理、非自理三种，不论属于哪一种状态，翻身的原理都是一致的。重点是要根据身体状况来决定翻身次数和时间。

自理老人可在起床前反复做 5~10 分钟翻身运动即可，以便起床时身体血液循环保持平稳流通。半自理老人最好每 2 小时做一次翻身动作，有助于身体康复，非自理老人尽量积极配合护理员完成每日应急（排泄大小便）和定时翻身动作，使护理员能顺利做好清洁、更换衣物的护理工作。

小提示：

身体的左右方都可用同样的方法翻身，不论是自理或半自理翻身，护理员都要在老人身旁守护，防止老人从床上摔落等意想不到的事故发生。

第四节　起床前手、脚腕的运动护理

情景（54）　手指、手腕、脚腕按摩

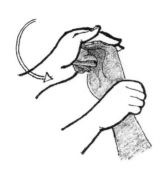
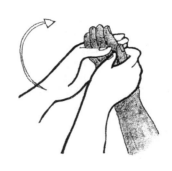

①手指：握住手腕，拇指以外的手指从第二关节到第三关节慢慢弯曲，伸直全部手指，让手指得到舒展。

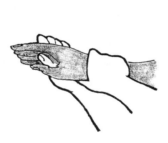
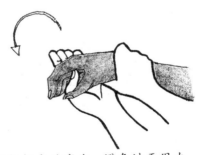

②手腕：握住手腕，手指轻轻向后弯曲，避免过于用力，时隔10秒向内侧弯曲一次，反复练习10~15次。

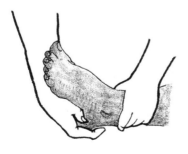
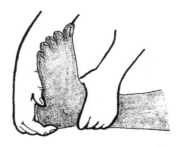

③脚腕：一只手固定握住脚腕，另一只手的四指把握住脚跟上下扳动，伸直脚掌，使脚后筋也得到舒展。

情景分析

早晨起床，由于晚间睡眠身体状况是静止的，新陈代谢及血液流通缓慢，手、脚关节处于僵直状态，所以清晨起床前手、脚腕关节的弯、曲锻炼是非常重要的，先介绍一下为非自理老人按摩活动方法（按摩活动时间不少于 10 分钟）。

护理要项——

首先，准备好温热湿毛巾将要按摩的部位轻轻擦拭，再按照以下方法开始按摩：

① 手指（手指是抓取物品的关键）：握住手腕，食指到无名指合在一起从第二关节到第三关节慢慢向手心弯曲，然后再伸开全部手指，让手指得到舒展。

② 腕（手腕是支撑手掌的关键）：握住手腕，托住四指和手掌轻轻向后弯曲，避免用力过度，时隔 10 秒反复向内外侧活动 10~15 次。

③ 脚腕（脚腕是支撑着全身的）：一只手固定握住脚腕，另一只手的四指把握住脚跟上下扳动，伸直脚掌，使脚后筋也得到舒展。

小提示：

最初不要勉强，先给老人以擦手的形式让老人接受，等待手、脚的运动养成习惯可增加时间和次数。

有皮肤病、皮炎症、骨质增生的老年人，要经医生治后，在医生许可后才可进行，以免对患处造成再次伤害。

第五节　起床前的心理准备

情景（55）　预想起床的最佳位置

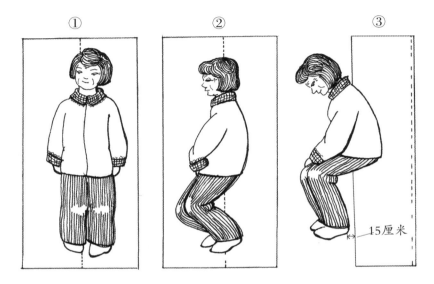

仰卧、侧卧、坐立的正确位置：

① 躺在床铺的中央位置。

② 侧卧臀部的位置在床的中央线上。

③ 坐立时双脚着落的位置离床边15厘米左右。

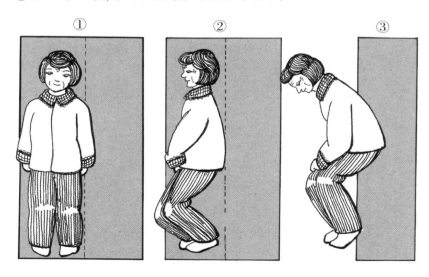

注意，如选错位置起床会带来摔落危险。

情景分析

初期护理老人起床时，家人或护理人员常常因刚接触的原因，没有经验。因为"做错了""老人摔倒了怎么办"等顾虑影响自信心，产生心理障碍。护理员的这种状态也会给老人带来不安的心理负担而拒绝配合护理，会增加危险因素。

为解消双方的顾虑，护理员可反复练习由仰卧到坐的基本动作，亲身体验其中技巧，这样可以充满自信地指导好老人起床的基本动作，让老人安心，让自己放心。

护理要项——

正确的起床动作：

① 保持仰卧在床的中央位置，变换体位前尽可能地活动一下身体各部位骨关节。

② 缓慢由仰卧转身到侧卧，侧卧臀部位置基本在床偏中央线边上。

③ 侧卧臀部和手臂作为支撑点，缓慢坐起，双脚落地位置与床边距离15厘米左右。

起床动作忌：

① 不可在床边缘由仰卧向床边转换体位侧卧。

② 不可在床边缘由侧卧转换坐立动作，以免坐起时摔倒，重心不稳，翻身时落地。

③ 不可坐起时双脚紧贴床边落地，避免站立时，床边影响双腿平稳站立。

小提示：

提前预测起床位置，护理人员可在老人的床上先做预习，并标记上记号，以防止老人坐立时因位置不对而造成摔落在地上的危险。做好充分的准备工作，是护理老人安全起床的基础。

情景（56） 指示坐立、站起的准确位置

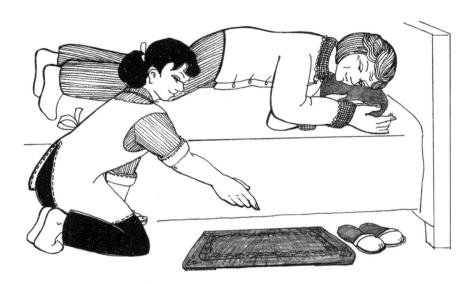

　　准备起床前，在老人双脚着落的位置处放上脚踏垫，将拖鞋放在旁边，踏垫要固定好以免滑倒（踏垫背面用双面胶带纸粘牢地面）。

　　护理员要在老人坐起前提示和指点坐起后双脚着落点，同时还要鼓励老人自主坐起增加自信心。

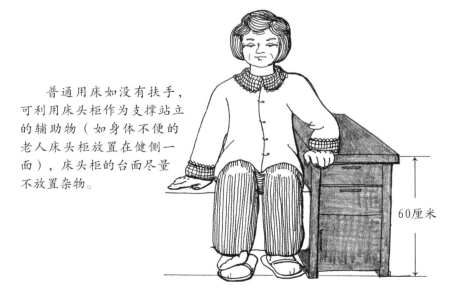

　　普通用床如没有扶手，可利用床头柜作为支撑站立的辅助物（如身体不便的老人床头柜放置在健侧一面），床头柜的台面尽量不放置杂物。

60厘米

情景分析

不论是自理起床，还是护理起床，都要做好起床前的准备工作，护理人员先标记好坐起的位置，再将拖鞋或彩色踏垫放在老人落脚地，让老人起床时可一目了然看到标记。

如老人使用的是普通用床时，可利用床头柜作为站立时手臂的支撑点，使用护理用床时要调节床边的活动扶手，找出最适合老人手臂位置扶握的角度固定好。

护理要项——

护理员应先自己反复练习，再将坐立的基本技巧方法详细而耐心地指导给老人，使老人有充足的心理准备。

问候语是不可缺少的，清楚地指示老人坐起的支撑点和落脚点的位置，多说"在这个地方坐起""您试试看""脚放到踏垫上""没关系，慢慢来"等鼓励性语言，增加老人的安心感和自己能做到的自信心。

环境允许的情况下，可在床靠墙位置安上扶手或利用床头柜作为站立支撑处，还可利用木质座椅的靠椅处代替扶手。

小提示：

放置地垫时要确认安全性、稳定性，用双面胶带纸将地垫固定在地面上，以免老人站立时滑倒，确认床头柜的边缘是否光润，以免刺伤老人的手部。

第六节　起床时的护理

情景（57）　明确起床时间、目的及护理用床的使用

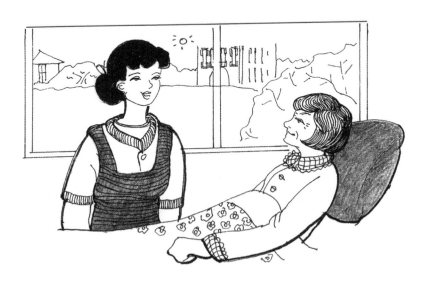

　　明确起床时间和目的：用商量的语气告诉老人起床时间及起床后应该做什么（如饭前散步、饭前饮水或去厕所排泄等）。

　　使用护理床自动功能时，背靠床的角度变化会使腰部和背部产生负担，使老人呼吸困难，因此要掌握好适当的角度，床背要缓慢立起，直到老人感觉最舒服的角度为止，并固定好，以防止松落造成意外。

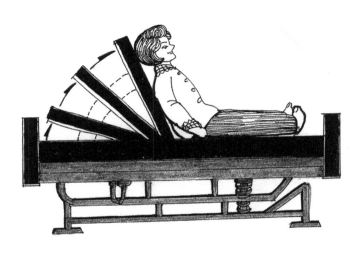

情景分析

　　完全由护理员帮助老人完成起床动作，会使老人有依赖情绪，而减少自立活动的效果，久而久之，会导致肌肉逐渐萎缩，血液循环缓慢。为防止老人的消极情绪，护理人员应有意识、有目的性地唤起老人自理起床的积极心情。

　　虽然现代科学研制出很方便的护理用床，大多有自动立起功能，但具体细节的体位变化还是需要老人配合及护理员的熟练护理技巧才能顺利完成起床动作。

护理要项——

　　护理人员在呼唤老人起床时，问候语气不要太生硬、太直接、太突然。先慢慢打开窗帘，透出窗外的亮光，用商量的语气"差 5 分钟 8:00 了，准备一下我们该吃早饭吧！""今天天气真好！""吃饭后去散散步"等有时间性、目的性的问候，会使老人很轻松地接受你的意见。

　　准备好老人喜欢穿的服装、袜子、鞋等，确认室内温度是否适宜，将衣服穿好后，再打开窗户通风吸收新鲜空气，使老人对新的一天充满愉悦，因此会积极配合起床行动。

小提示：

　　使用护理用床自动起卧功能时，如背靠床的角度急剧变化，会使老人腰和背部增加负担，有造成老人呼吸困难的可能，因此在使用前，先帮老人做一下保健操活动身体，稍微做一下腰部按摩之后再开始启动护理用床的靠背升降功能。

情景（58）　　仰卧到坐立的体位变化护理

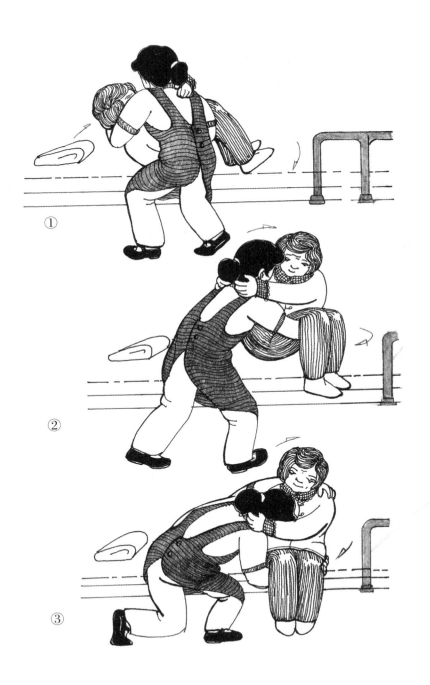

情景分析

对于不能自理起床的老人，护理员要首先熟练掌握好护理起床的技能，保持良好的心理素质，之前还要做好劝导老人积极配合坐起护理。先让老人保持仰卧状态，放松全身，配合护理员寻找最佳扶起位置。

护理要项——

仰卧到坐卧体位变换：

① 先将老人健侧的手臂搭在护理员的肩膀上，护理员一侧手臂扶住老人的颈部，另一侧手臂通过老人双膝下方抬起老人的双腿。

② 以老人的臀部为中心，扶住双腿一侧，向床边移动另一侧，往同一方向回转。

③ 老人的双腿安稳垂直地落地后，护理员先抽出扶腿侧手臂，用双手同时扶住老人的双肩，确认是否坐稳。

护理仰卧坐起的动作比较大，护理员不能只靠双臂的力量，应灵活运用自身各处的支撑部位带动手臂，以减轻手臂部位的集中压力。

老人也要在被扶起时积极配合护理员行动方向，尽量找出自身的支撑点，双手搭在护理员的双肩上，同心协力，稳稳坐起。

小提示：

护理老人坐起前，应将床的活动护栏拿出，做好预测坐立位置，待老人安全端坐后再把护栏安上以方便站立时使用（最好使用可直接在床边回转式护栏）。

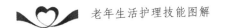

情景（59）　侧卧到坐立的体位变化护理

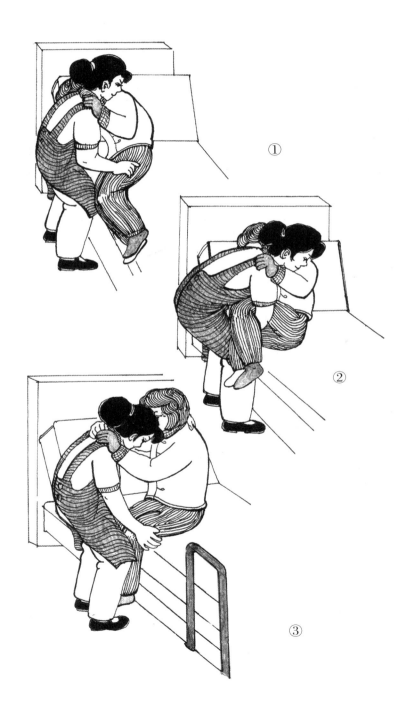

①

②

③

情景分析

辅助老人侧卧坐起要比仰卧坐起的动作量小，而且比较轻松，根据老人的身体状况可将护理用床垫上半部位提升 30°~40°，不可过低（不起作用）也不可过高（造成危险），适当的高度可减轻护理员的工作量。床上的靠枕、盖被等物品移动到别处，使床上没有障碍物。

护理要项——

侧卧到坐立的体位变换护理：

① 老人身体保持侧卧状态，将护理用床提升适当高度，让老人瘫痪侧的手搭在护理员的肩上，轻微弯腰。护理员的双手臂分别扶住老人的颈部和大腿部位。

② 护理员站立姿势不变，深弯腰用一侧手臂通过老人的瘫痪侧腿膝盖下将双腿担起，同时扶着颈部的手臂向上抬起。

③ 以老人的臀部为支撑点，将老人双腿安稳垂直落地，护理员从老人膝下抽出手臂扶住大腿，另一侧手臂扶着颈肩部位，慢慢直腰，扶助老人安稳坐起。

小提示：

根据老人身体状况再考虑是否借助护理用床升降高度。护理坐起动作最好是人工操作，这样可直接掌握动作的大小程度对老人身体是否适度。

第七节　半自理坐起、自理坐起
情景（60）　使用床扶手坐起

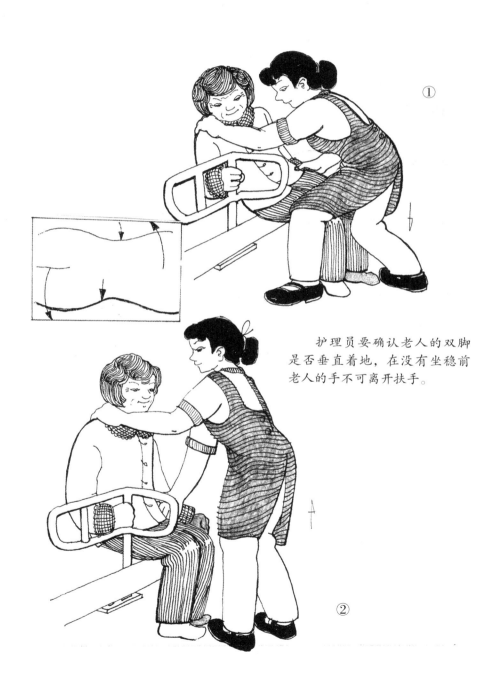

①

②

护理员要确认老人的双脚是否垂直着地，在没有坐稳前老人的手不可离开扶手。

情景分析

偏瘫的老人由卧到坐时虽然有护理员的帮助，但也要学会使用床边的护栏扶手，用健侧的手握住最佳扶栏位置，并用健侧的腰部作为支撑点，尽可能发挥自身的活动能力，增加主动坐起的意识。

护理要项——

怎样使用护栏扶手坐起：

① 老人首先保持仰卧状态，有偏瘫的老人健侧靠近护栏扶手，健侧的手抓住护栏竖扶手，眼睛看着自身的腹部，以健侧的臀部作为支撑点，随着护理员的"1、2、3"声音提示顺势坐起，放下双腿。护理员一侧手扶住老人的肩膀，另一侧手扶住老人患侧大腿部位，双腿错位屈膝下蹲弯腰将老人扶直坐起，坐起同时，协同老人一起稍微往里移动一下。

② 护理员身体还原两手臂，左右调整老人的身体，确认老人的双脚是否垂直着地，在没有坐稳前提示老人的手不可离开扶手，并且抬头目视前方。

小提示：

根据老人身体状况考虑是否借助护理用床升降高度。护理坐起动作最好是人工操作，这样可直接掌握动作的大小程度对老人身体是否适度。

情景（61）　侧卧到坐立体位变化的连续动作

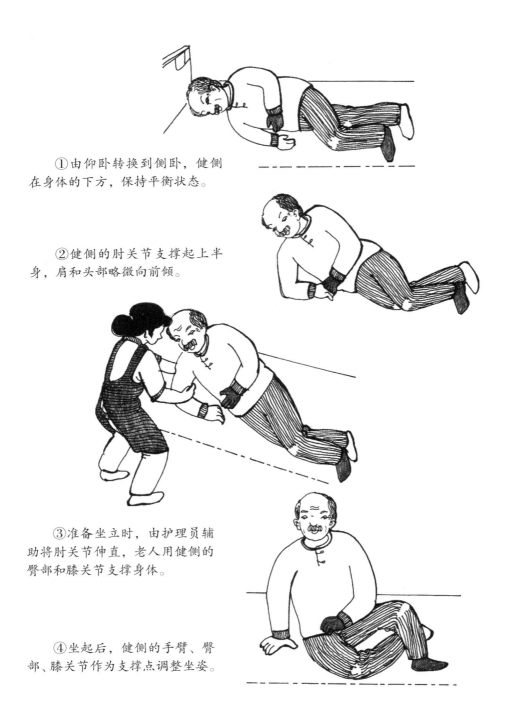

①由仰卧转换到侧卧，健侧在身体的下方，保持平衡状态。

②健侧的肘关节支撑起上半身，肩和头部略微向前倾。

③准备坐立时，由护理员辅助将肘关节伸直，老人用健侧的臀部和膝关节支撑身体。

④坐起后，健侧的手臂、臀部、膝关节作为支撑点调整坐姿。

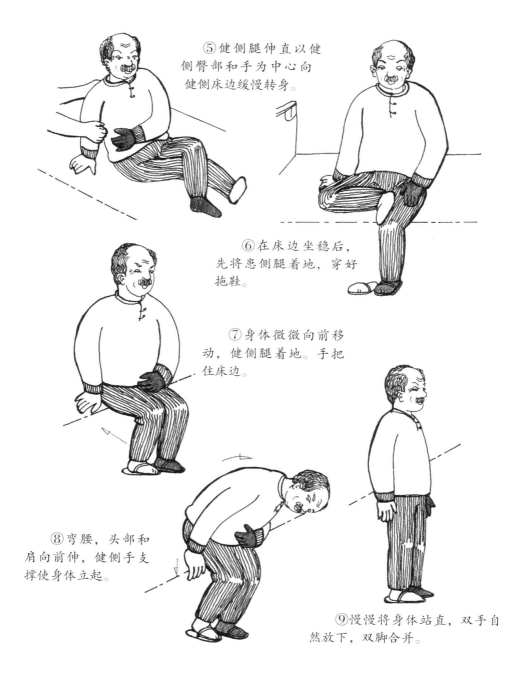

⑤健侧腿伸直以健侧臀部和手为中心向健侧床边缓慢转身。

⑥在床边坐稳后,先将患侧腿着地,穿好拖鞋。

⑦身体微微向前移动,健侧腿着地。手把住床边。

⑧弯腰,头部和肩向前伸,健侧手支撑使身体立起。

⑨慢慢将身体站直,双手自然放下,双脚合并。

第八节　站立前的准备

情景（62）　站立前的准备

站立前的标准坐姿：

① 床边坐姿：双手自然把住床边两侧，双腿膝弯曲保持90°，做到平稳坐姿。

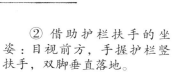

② 借助护栏扶手的坐姿：目视前方，手握护栏竖扶手，双脚垂直落地。

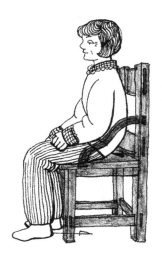

③ 站立前的坐姿：双脚略微回收前后错位分开，臀部微微向前移动。

④ 安稳坐姿：双腿自然前伸。臀部尽量坐到深处，双手合并放在大腿处。

情景分析

老人在通过仰卧转侧卧，侧卧到端坐的系列体位变换动作安稳坐起后，护理员辅助老人的双手不要马上离开，一定要确认老人的双脚是否着地，上身保持平稳后再松开双手。

坐在椅子和床上更换衣服的老人，更要注意掌握正确的端坐姿势，站起时也要做好站立前的准备工作。根据老人的身体状况，采取不同的坐姿方法，是护理员和老人必须要了解的基本知识。

护理要项——

① 能够自理的老人，当双脚着地时保持小腿与地面是垂直状态，双手自然放在两侧，臀部尽量往床的深处坐。

② 半自理老人，要借助床边上的护栏扶手和椅子扶手帮助支撑，以保持平衡坐姿，同时还要目视前方使身体得到平衡。

③ 由坐姿站立时身体要略微向前移动，双脚回收错位分开，双手自然放在大腿上。

④准备坐在椅子上更换衣服的老人，要双腿自然前伸，腿部尽量往深处坐。双手合并放在大腿与小腹之间静坐 1~3 分钟，再开始更换衣服。

小提示：

老人准备站立时，护理员要提前做站立动作提示，语气不宜过急，如"稍微往前挪动一下"等引导性语言。

老人自理更换衣服时，如没有靠枕，护理员应在老人背部放上靠枕，以免倾斜闪腰。

情景（63）　明确站立目的，使用扶手站立步骤

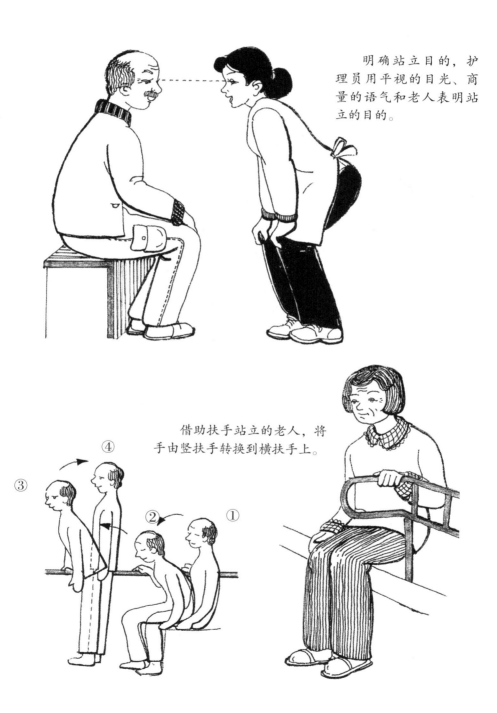

明确站立目的，护理员用平视的目光、商量的语气和老人表明站立的目的。

借助扶手站立的老人，将手由竖扶手转换到横扶手上。

情景分析

护理员虽然可以帮助老人完成全部的仰卧—侧卧—端坐—站立的护理过程，但这会给护理工作加重体力负担，并且减少了让老人自理锻炼的机会，助长老人依赖护理的负面情绪。因此尽量发挥老人自身的能量，帮助老人熟练掌握从卧坐到站立的基本技巧，反复练习，以增强老人自理完成就寝到站立的信心。

护理要项——

首先确认老人坐姿平稳后有目的性地诱导问候，如"去厕所方便一下吧，慢一点""一起去客厅吃早饭吧""先往前坐一下，慢慢站起来"等目的性语言提示，传达了下个动作及行动的方向，会使老人萌生自己能做到试着站起的意念。

清楚地提醒老人使用好身边的床护栏或座椅扶手等安全辅助器具，并在站起时注意随身体前倾，重心由腰部转向双脚部位。

站立动作四步骤：

① 保持坐姿，微微向前移动，握紧扶手。

② 上身前倾弯腰，双脚略微错开。

③ 手、脚作为支撑，同时用力站起。

④ 端正站姿，调整平衡，挺直身体。

小提示：

对待患有老年性痴呆的老人站立的劝导，要考虑到老人的记忆力和判断力低下的状态，问候时虽然得到老人的同意和理解，但要注意患有老年性痴呆的老人在行动前只是答应，而不去行动的特性。开始时会出现拒绝和不配合的情况，护理时要格外有耐心，慢慢说服，不可勉强或用命令的口气对待老人，以免加重老人的逆反心理。

情景（64） 由端坐到站立的完全护理

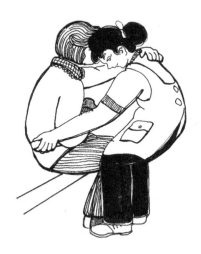

①将健侧的手臂搭在护理员的肩上。

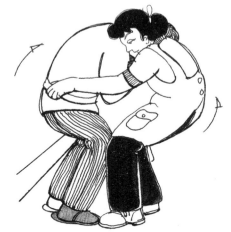

②护理员的腿膝盖部位支撑住老人患侧腿。

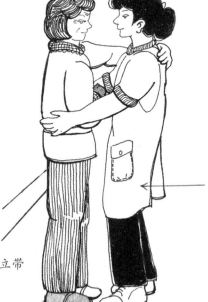

③护理员的双脚错开站立带动老人平稳立起。

情景分析

对于半自理的老人，更应帮助其多做被动性运动（如翻身、坐起、站立），通过每日看似平常的肢体活动，对老人恢复身体各项功能，都会起着积极的作用。

护理员应充分考虑到半自理老人的身体状态和正常老人身体状态的区别，引导老人尽力发挥好健侧的优势，帮助患侧做被动康复锻炼。

护理要项——

首先为老人准备护腰带。起床后，穿好衣裤，系上护腰带，保持坐姿。

① 护理员将老人健侧的手臂搭在自身肩上，双手握紧老人的护腰带弯腰屈膝。

② 护理员的一侧腿膝盖部位支撑住老人患侧腿，另一侧腿向后移动小半步，重心由前腿转向后腿，顺势将老人抬起。

③ 老人健侧的腿稍微收回，健侧的手臂抱住护理员的颈部，抬起臀部，身体向前倾斜，配合护理员一同站起，此时护理员要先找准重心站稳，双腿错开站立，才能带动老人平稳立起。

小提示：

如老人站立困难时，护理员可用手轻轻按住老人患侧的膝盖处，有利于站立。

护理员扶老人站起时双脚要错开站立，形成交叉支撑点，以加固稳定性，还可以在老人的腰部绑上布带，以助老人安全站立。

情景（65） 在椅子上坐姿到站立的护理

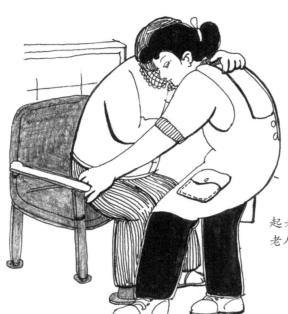

护理员身体下蹲，双手托起老人的身体，双腿收紧靠住老人的双腿。

老人站起时，护理员双脚不要站在同一条横线上，前后脚错开一些，护理员扶老人时重心在前腿，抬起老人时重心在后腿。

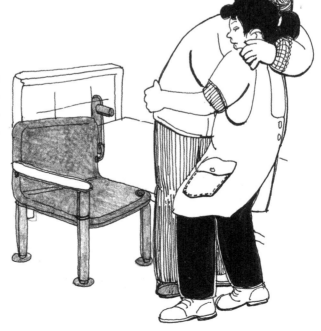

情景分析

在护理偏瘫老人从椅子上站起时，老人的积极配合是非常重要的，因此在站立前要指导老人一些如何配合动作的要领，以增强站起时的安全性和稳定性。

使用无障碍专用椅子，要根据老人的身体状况选择使用，准备护理，站立前要将靠近床边的椅子扶手抬起。

护理要项——

护理员站在老人的正对面，接近老人身体弯腰屈膝，双手扶住老人的腰部，将健侧手臂搭在自己的肩膀上，提示老人略微收回双脚，以腰臀部为支撑点，前倾弯腰，倾斜度要使头部超出膝盖。

让老人的头部紧靠在护理员的肩膀处，随着护理员身体下蹲，双手托起老人的身体，双腿收紧靠住老人的双腿，以免老人站立时倾斜、摔倒。

顺势站起后，护理员继续扶住老人的腰部，一定要确认老人身体站稳后才可放手，在扶老人站起时，双脚不要站在同一条横线上，应前后错开一些，扶老人时重心在前腿，抬起老人时重心在后腿，前后呼应，可保护双方站立稳定。

小提示：

抬起老人时，大部分重心是靠护理员的身体支撑的，尤其是护理员的腰部，因此护理员在弯腰时一定要屈膝下蹲，以减轻腰部压力，因此要想做好护理工作，护理员必须要先保护好自己。要借用双腿下蹲姿势，来缓解对腰部的压力，只凭借上半身和手臂使劲，腰部会产生剧烈疼痛。

情景（66） 半自理老人端坐到站立的辅助护理

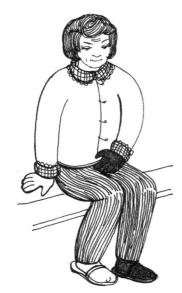

① 半自理由坐到站与自理站立动作是一样的，穿好拖鞋身体向床边略微移动，健侧腿回收，手把住床边。

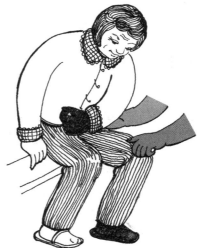

②弯腰，头部略低，健侧手按住床边支撑身体立起。

护理员在老人身体患侧膝盖处，另一侧手扶住腰部。

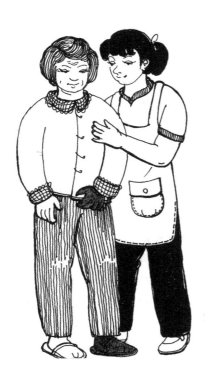

③老人缓慢站起，顺势伸直身体，双手自然放下，健侧脚回归原位，双脚着落在同一条线上。

护理员帮助支撑患侧身体保持平稳站立。

第四章 行——

合理使用辅助器具移动行走

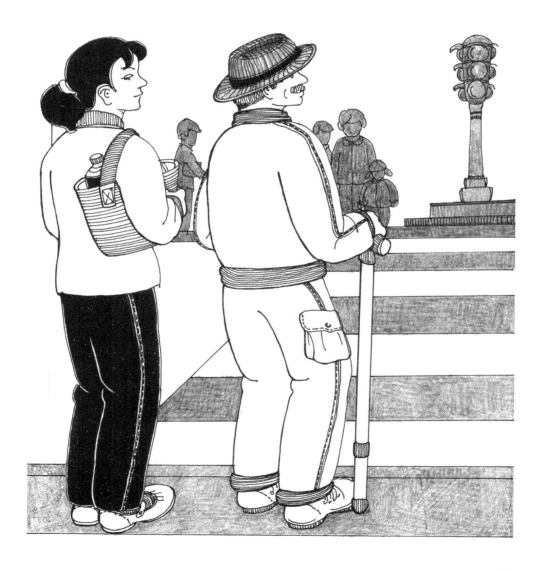

第一节 手杖、步行器的种类及选择

情景（67） 手杖的选择

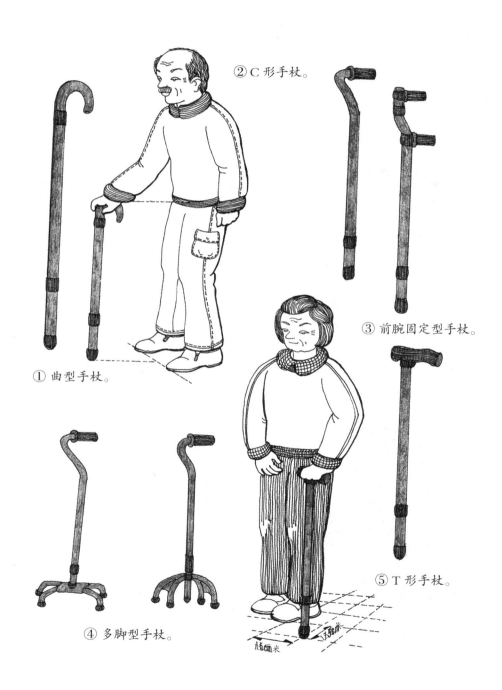

② C 形手杖。

③ 前腕固定型手杖。

① 曲型手杖。

④ 多脚型手杖。

⑤ T 形手杖。

情景分析

老年人随着年龄的增长，腿脚逐渐衰弱，此时不要马上选用轮椅，尽量先利用手杖或步行器辅助行走，选择辅助器具时，要考虑到适合自身臂力、腕力以及腰部和腿脚的运动能力，还要充分了解其使用功能。一般手杖都可以调整高度，以方便不同身材的人，为防止滑倒，务必选择末端有胶皮垫的手杖。

护理要项——

手杖的种类、特征及使用标准：

① 曲型手杖：手握部分成倒 U 字形，适合腿脚不灵活，有关节疼痛的人。

② C 形手杖：适用于腿脚无力，不能完全支撑身体的可选择 C 形手杖。

③ 前腕固定型手杖：适合腿脚无力，手指有障碍的人，利用手臂支撑身体行走的人。

④ 多脚型手杖：适合身体有运动障碍，行走困难的人，因手杖的前端分为几个支点，使支撑面积扩大，比普通手杖更加安全。

⑤ T 形手杖：手柄成 T 字形，适合有运动障碍，但可直立行走的老人。

小提示：

使用手杖前，首先要调整手杖高度，调整后的高度，在本人的腰部以下为最佳。

手握手杖时，手臂弯曲度在 150° 左右。

手杖落地位置，脚尖端往前约 15 厘米，往侧约 15 厘米。

情景（68）　步行器种类及功能

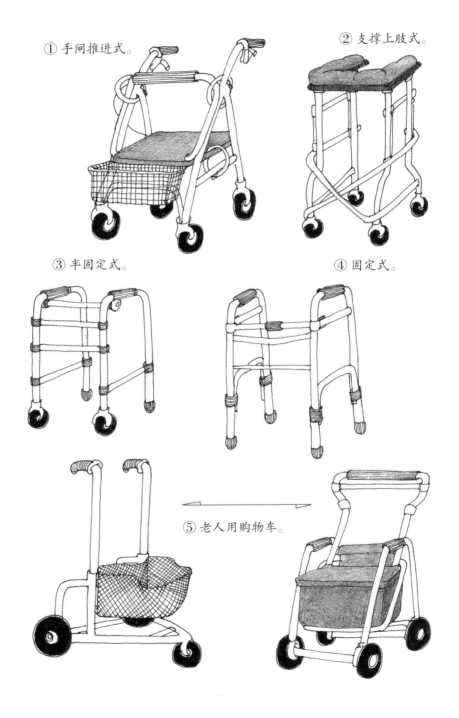

① 手闸推进式。

② 支撑上肢式。

③ 半固定式。

④ 固定式。

⑤ 老人用购物车。

情景分析

现代科学的发展,为老年人设计出许多方便实用的步行器,虽然多种多样,但不可随便选用,要因人而异。请咨询医生,根据老人的健康状况和所处的环境去选择适合自己的步行器。

护理要项——

介绍几种步行器功能及应用:

① 手闸推进式步行器:适合自立行走程度较高的老人,可帮助老人走累时坐下休息片刻,还可放些物品,减轻手提东西的负担。各支点配有滚轮,又有刹闸功能。

② 支撑上肢式步行器:适合上肢活动不便患脑血管障碍初期康复的老人使用。不适合外出走长路,做康复训练时必须有护理员陪同。

③ 半固定式步行器:虽然有一定的灵活性,但使用时要掌握好平衡(没有双小滚轮),适合能自立做康复训练的老人使用。

④ 固定式步行器:适合已不能使用手杖行走的老人,固定式步行器因支撑点多,没有滚轮,稳定性强,但刚使用时容易使老人向后倾斜,有摔倒的危险,护理员应帮助老人按照行走步骤,精心练习,熟练后再自立使用行走。

⑤ 老人用购物车:适合老人外出、散步、购物时使用,既可辅助老人行走,又可减轻老人手提东西的负担。常见的有三轮轻便式及四轮多用式。

小提示:

经常外出购物,尤其购买蔬菜、水果类,有一定重量,为安全起见,需选择车轮稍大一点,并带有刹车功能的老人用购物车为最佳。

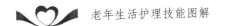

第二节　使用手杖、步行器的移动方法

情景（69）　掌握手杖着落点、最初的三步行走

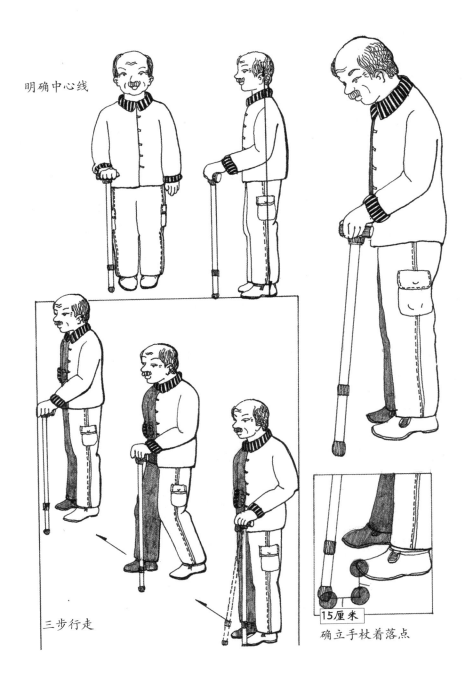

明确中心线

15厘米

三步行走

确立手杖着落点

情景分析

最初试着使用手杖行走移动时，都会因老人不习惯而放弃使用手杖，所以要有护理员自始至终跟在老人的身旁给予安心照顾和耐心指导，增加老人的自信心。

刚开始可能走得慢一些，但只要掌握好要领，明确身体的中心线和手杖的着落位置，每日反复练习，掌握要领后，会行走自如。

护理要项——

提醒老人在行走过程中最重要的是不要将身体完全依赖手杖（全身重心都依靠着手杖的支撑会失去平衡，身体就会倾斜、摔倒，造成不必要的损伤）。

首先确立手杖的着落点，偏瘫老人用健侧的手握住手杖，手杖的末端着落在离脚侧 15 厘米和脚尖前端 15 厘米处。

明确自身的中心线，在行走过程中，手杖只起着辅助支撑身体的作用，因此要把握好自身的平衡是非常重要的，先站稳找好中心线，后行走；走一步，稳一下，护理员跟在老人身边反复提醒。

最初的三步行走：
① 将手杖微微向前伸出。
② 与手杖相反侧的腿先迈出。
③ 手杖侧的腿随后迈出，归位。

小提示：

为保持行走时身体平衡，可先使用多脚型手杖，习惯后再换 T 形手杖。将手杖调整到标准的高度位置，可帮助身体尽快找到重心和中心线。

情景（70）　使用手杖两步行走

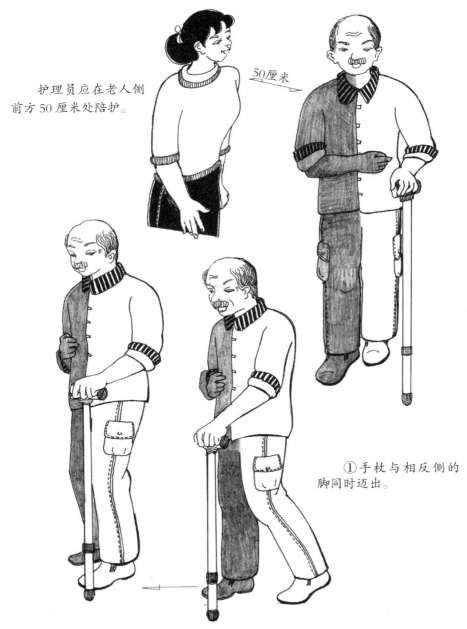

护理员应在老人侧前方 50 厘米处陪护。

50厘米

①手杖与相反侧的脚同时迈出。

②找好平衡，后腿迈进，归位。

情景分析

老年人最初使用手杖行走能否保持稳定性是和身边的护理人员的精心呵护、细心指导分不开的。使用手杖行走时，偏瘫老人一般习惯先伸出患侧的腿，如果伸不到位，而手杖和健侧的腿重心都落在一侧时就会失去平衡摔倒。所以要帮助老人掌握好三步行走，之后鼓励老人继续挑战两步行走。

护理要项——

在使用手杖练习行走时，护理员要不断在老人身边有节奏地给以声音鼓励。用"1、2、3，1、2、3""走得很好！"等语言给老人加油都是很有必要的。（对听力弱的老人，护理员可拍手从视觉上提示给老人节奏感）。

使用手杖练习行走时，需要一定的空间，护理员不要离老人过近，容易影响老人移动时的活动空间，但又不能离的过远，会使老人在移动中感到不安而失去平衡。因此护理人员应在老人侧前方50厘米处陪护（有偏瘫的老人护理应站在患侧前方）。

练习两步骤行走：

① 手杖与相反侧的脚同时迈出。

② 找好平衡，后腿迈进，归位。

从三步到两步的行走训练，掌握移动方法，行走的速度会明显加快。

小提示：

使用手杖行走习惯后，护理员可与老人距离相隔远一些，应在老人的后侧方，此时不宜与老人说话，以免因老人回头答话时，失去平衡，造成身体倾斜而摔倒。

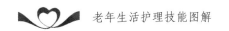

情景（71）　固定式步行器，老人用购物车

① 　　使用步行器移动四步骤：

②

③

④

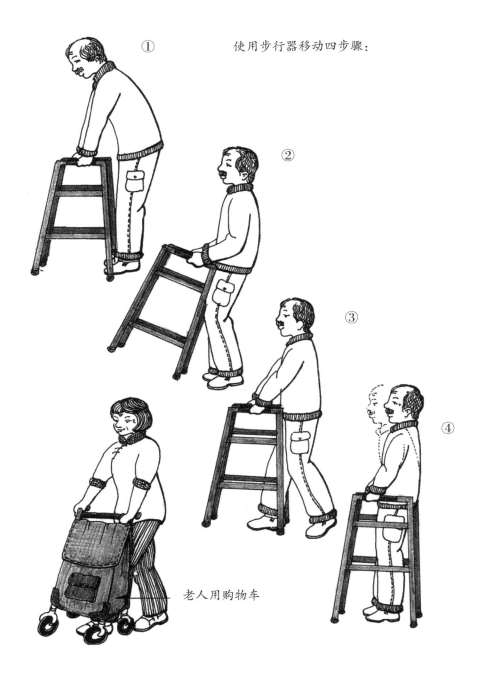

老人用购物车

情景分析

使用固定型步行器移动行走时，按照步行器—右脚—左脚等四个步骤进行练习。使用老人推车时要手握扶手，向前推动行走，既锻炼手握力量，又练习了大脑辨别方向的能力，腿脚的锻炼不宜过急，如推车走得快，脚步跟不上时，尽可能地放慢脚步。使用步行器和老人购物车的目的是为了锻炼腿脚行走能力。

护理要项——

使用步行器行走四步骤：

① 将身体前倾，弯腰，握住步行器两侧扶手。

② 抬起步行器，伸直腰部，保持前倾姿势，向前移动，抬起步行器时，不宜过高，不宜紧贴腹部。

③ 将步行器向前一步落地放稳定后，按先迈出右脚—迈左脚的顺序逐步向前移动（如左侧偏瘫的人，可先迈左脚，右脚再跟上归位）。

④ 手握步行器扶手，身体重心略微前倾，站稳，准备继续重复动作向前移动。

使用老人购物车：

① 首先选择适合老人身体状况大小的车体，要考虑到使用时的环境，如果是外出购物使用，就选择车轮较大，车体较轻，配有刹车功能的。

② 使用老人购物车时要手握扶手，向前移动行走，脚步如果跟不上时，尽可能地放慢脚步，向前推进时，双脚交叉有规律地迈出脚步，自理的老人的使用方法大多是车体在身后拉着行走。

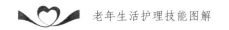

第三节　室内设置无障碍及方便的环境

情景（72）　关于扶手、门槛、楼梯无障碍的设置

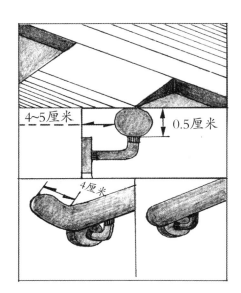

在室内主要活动区域一定要安装垫平板、扶手等无障碍设施。

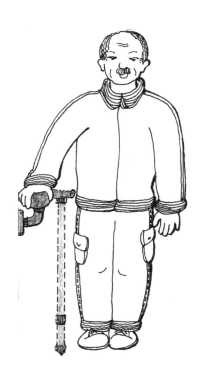

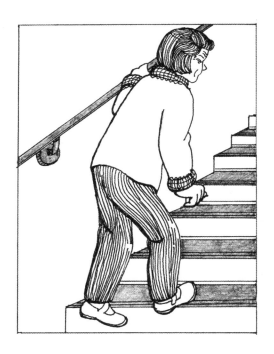

扶手的高度要根据居住老人的身高衡量，一般行走时的扶手在老人的腰部位置，也就是与老人使用的手杖高度相同。室内外楼梯两侧也一定要设有扶手。

情景分析

在室内行走时，由于室内空间狭窄使老人腿脚活动受到限制，很容易被凹凸地方给绊倒，造成不必要的损伤。不论是卧室、客厅、厨房、卫生间等处的门槛都有可能出现安全隐患，因此在室内主要活动区域一定要安装垫平板、扶手等无障碍设施，为老人制造一个既温暖又有安全辅助的室内环境。

介绍如何填补门槛处的凹凸部分和安装扶手的标准尺寸。

护理要项——

填补室内门槛处的凹凸部分：

由竖截面三角形的胶皮垫填补凹凸处，并用明显的彩色胶带粘上作为标记，随时提醒老人安心通过。

科学合理安装室内扶手：

首先注重扶手的高度要根据居住老人的身高衡量，一般行走时的扶手在老人的腰部位置。也就是与老人使用的手杖高度相同，洗浴间、卫生间等处要按老人的身体状况及活动环境再确定要安装扶手的类别、高度、长短等，扶手的截面成形也有偏圆形的，直径3.3厘米，扶手与墙面的距离为4~5厘米，扶手托座必须牢牢固定，扶手末端要弯向墙面，否则有刮到老人袖口、摔倒的危险。

小提示：

有偏瘫的老人应在床上安装活动扶手，床头应放置床头柜，以方便老人借助站立，床头柜的高度应在65厘米左右，由床到门口也应安装扶手。

情景（73）　室内物品整理及走廊和楼梯的照明

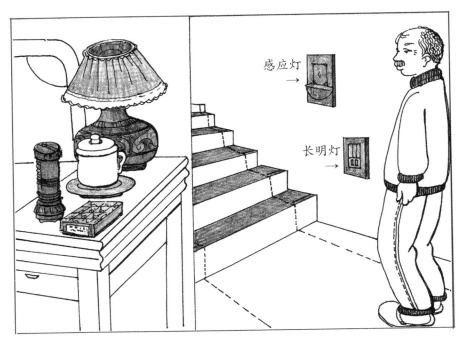

感应灯 →

长明灯 →

　　安装便利的照明设备，不论是走廊、客厅、楼梯、厨房、卫生间等处都要安装感应灯或长明灯，以防夜间起床活动时被周围的杂物等绊倒。

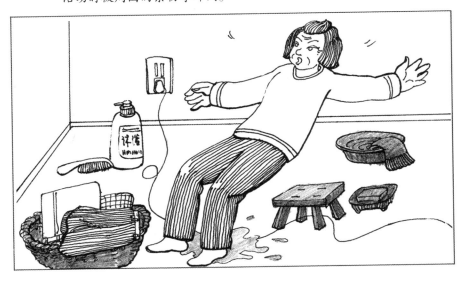

情景分析

楼内、室内的许多地方都存在着安全隐患，比如楼梯和走廊的照明、卫生间地面等都是老人在日常生活中经常通过和使用的场所，考虑到老人不方便的身体状况，在走廊安装感应灯和卫生间的防滑措施，室内卫生间、走廊的物品收纳、整洁，都是要随时检查的，应随时收拾、整理。

护理要项——

楼梯、卫生间的防滑措施：

室内楼梯的脚踏面上安装防滑胶垫，为了夜间可以清楚辨认，还可安装有荧光涂料的胶垫，地毯也可以代替防滑胶垫，但要固定好。浴室内地面较滑，铺设防滑垫是非常必要的。

厨房、客厅使用的电器比较多，因此要时常检查电线、插座等是否整理好、关闭好，避免有绊到腿脚的危险。

安装便利的照明设备：

不论是走廊、客厅、楼梯、厨房、卫生间等处都要安装感应灯或长明灯，以防夜间起床活动时被周围的杂物等绊倒。

小提示：

日常生活中常有停电的现象，即使安装了照明设备也难免有利用不上的时候，因此务必在老人的床头柜上放置手电筒，以便起夜时随时能够触摸到。

电灯开关要安装在进门、床头等容易让手摸到的地方，尽量不在电灯开关处放置其他物品。

第四节　人工辅助行走及利用扶手行走

情景（74）　扶老人手臂行走的护理

在老人身体比较弱，又不想依赖手杖和步行器进行走步锻炼时，一定要在护理员的帮助下，经过反复训练后，熟练掌握每一个步骤，才可独立移动行走。

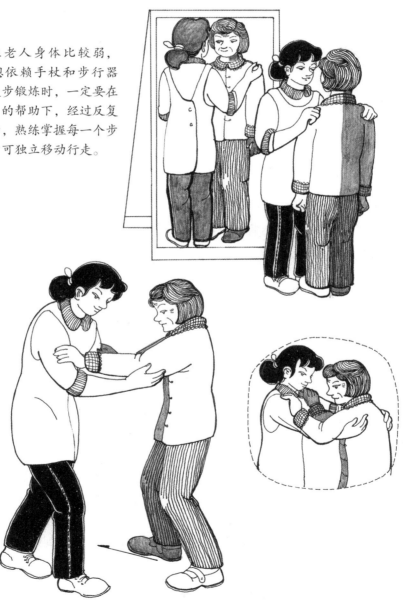

情景分析

在老人身体比较弱，又不想依赖手杖和步行器进行走步锻炼时，一定要在护理人员的帮助下，经过反复训练后，熟练掌握每一个步骤，才可独立移动行走。训练时"走得很好""再走几步"等赞扬、鼓励性语言是很关键的，听到鼓励的语言，会使老人增加锻炼意志。

训练前，要在侧前方放置全身长镜，从镜子里可以让老人准确地看到自己是否站姿安定，确认站稳后还要叮嘱老人行走时要与护理员步调一致。

护理要项——

为能更准确地看清老人自身的站姿是否倾斜，一定要在老人侧前方位置放一面镜子，可从镜子中全面、清楚地看到自身站立是否平衡。

行走前，轻轻拍拍老人的双肩膀，问候一下，解消老人的紧张感，确认老人放松后，护理员的双手分别扶住老人肘关节处，让老人的双手搭在护理员的双手臂上。

有偏瘫的老人锻炼行走时，一定先迈出偏瘫侧的腿。如老人身体虚弱，护理员还可通过老人肋下将双手臂扶住老人的肩胛骨处，增加支撑面积以平衡身体。

小提示：

为了步调一致，保持平衡行走，护理员可用"1、2，1、2"等有节奏的声音提示，唤起老人积极配合的意识，使双方产生默契，达到最佳训练目的。

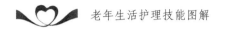

情景（75） 利用扶梯行走、移动的方法

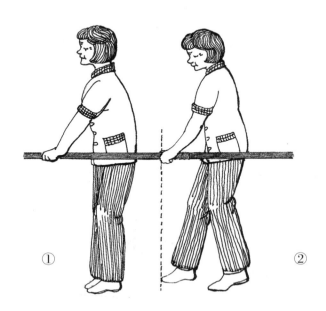

① ②

　　腿脚不便的老人无论在室内、户外移动行走时，使用手杖、步行器、轮椅辅助器具之前大多是利用扶手来帮助移动行走。

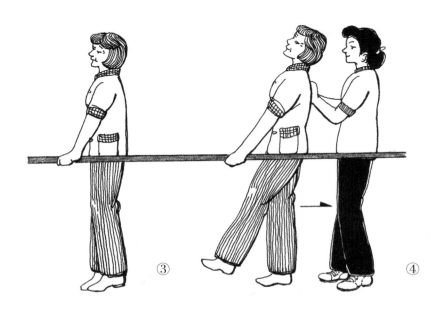

③ ④

情景分析

老年人上街购物或在公共场所行走活动时，经常会出现行动不便的现象，如大脑意识想移动腿脚却不听使唤等状态，为安全起见，老人必须寻找墙边或沿楼梯设置的扶手一侧行走。

保持正确的使用扶手移动行走，对老人的身体健康以及行走安全都是非常重要的。

护理要项——

腿脚不便的老人无论在室内、户外移动行走时，或者使用手杖、步行器、轮椅辅助器具之前大多是利用扶手来帮助移动行走的。

如何正确使用扶手行走注意以下 4 点：

① 身体微微向前，伸出健侧的手握住扶手。

② 第一步迈出与扶手相反侧的腿，迈出的距离与握扶手的位置相同。

③ 保持身体站稳后，再迈出另一只脚与前脚合并。

④ 护理人员应站在老人身后，随时呵护老人，保持身体平衡，站立安稳。

老人在使用扶手行走时，手握扶手位置一定要在身体的前侧，以免身体后倾失去重心而摔倒。

依靠扶手行走的老人，切记最先迈出的腿一定是与扶手相反的一侧。

小提示：

为方便老人在室内行走，应在经常活动的房间（如卧室、书房、厨房、卫生间、走廊）等处的墙壁位置进行改造，安装扶手，具体安装标准请参考本章情景（72）。

第五节　使用扶手、手杖上下楼梯

情景（76）　把握扶手上阶梯的护理

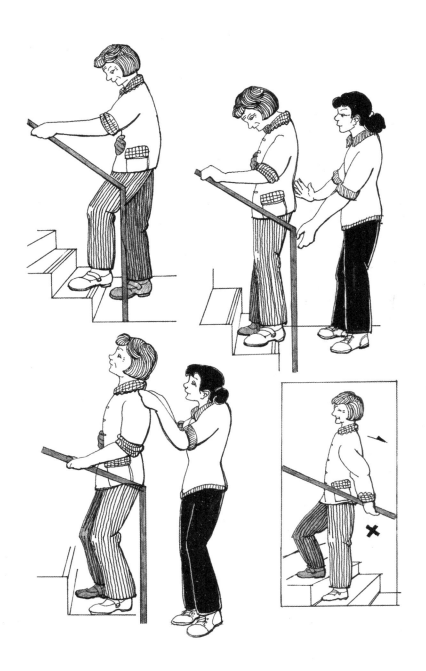

情景分析

老年人在生活中少不了要有上下台阶、上下楼梯的活动，由于不同于平路行走，心里会有一定的紧张情绪和不安感，导致落脚不到位或脚踏不稳的状况，从而增加摔倒的危险。因此在上下台阶、楼梯前，护理人员要提前从心理上让老人放松，细心地在现场引导，随时在身边看护着，给以安全感。

护理要项——

上阶梯时注意：

① 由于上阶梯时重心自然会后倾，因此移动前，上半身略微向前倾斜，迈出的脚不要完全放入踏毯中，大概放在 2/3 脚的面积，避免另一只脚伸出困难。

② 上阶梯迈出第一步后，确认迈出的脚底面大部分落在踏毯上后，另一侧脚跟进迈出完全落在踏毯上，扶手侧的手要向前移动。

如果老人在上阶梯时重心掌握不稳而向后倾斜时，护理人员应在老人后侧方扶住肩部，而不是腰部。

小提示：

患有偏瘫者上阶梯时，健侧的脚先迈出。随着脚步向上迈进，握住扶手的手一定要随之移动向前，为保持身体重心平衡，切记，手臂始终都要在身体的前方。

情景（77） 把握扶手下阶梯的护理

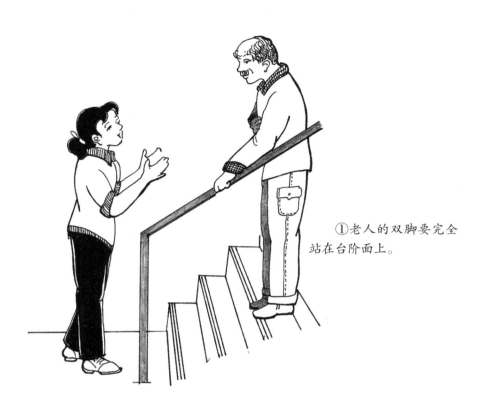

①老人的双脚要完全站在台阶面上。

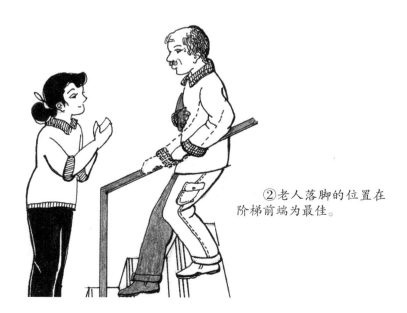

②老人落脚的位置在阶梯前端为最佳。

情景分析

俗话说，上山容易，下山难，下阶梯也是同样的道理，尤其是老人，患有偏瘫的老人就更困难了，不仅是紧张，还会产生恐惧心理，此时护理员应在老人前方、阶梯下侧看护。迈出第一步很难，因此护理员要细心说服、鼓励，不宜过急，要等到老人自然地迈出第一步后再继续下一步迈出。

护理要项——

① 为减轻老人的恐惧心理，指导老人站立时双脚要完全站在台阶面上，不然一只脚在迈出时，另一只脚会因占地面积小而产生身体倾斜，会失去平衡和重心，造成滚楼梯的危险。

② 护理员要站在老人站的阶梯的下两磴侧方，确认老人身体是否站稳，落脚的位置是否准确，脚尖落着位置在阶梯前端为最佳，护理员要正面并且仰视着照看老人下阶梯，这样会带给老人安全感。

小提示：

下阶梯时，老人握扶手的位置也很重要，既不能离身体太远，也不可离得太近，与脚迈出的位置大约在同一平行线上为基准。
身体健侧在有扶手一边，下阶梯时患侧的腿要先迈出落下。

情景（78） 使用手杖上下阶梯

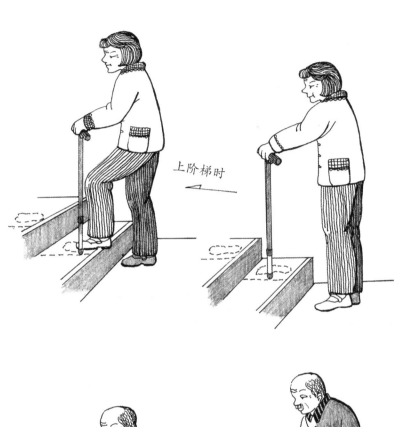

上阶梯时

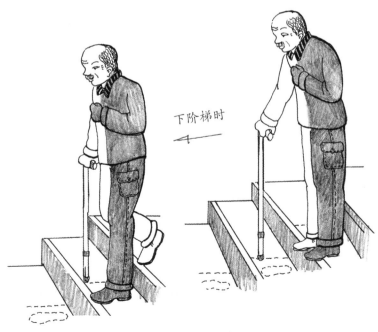

下阶梯时

情景分析

使用手杖上下楼梯移动要比把握扶手上下阶梯难度大，扶手是固定的，而手杖是活动的，要靠使用者（老人）支配左右和平稳度。因此在护理老人使用手杖上下楼梯时要反复练习，掌握好使用手杖上下阶梯，对下肢活动能力尤其是掌握平衡都会有良好的康复作用。

护理要项——

护理员在护理老人使用手杖上下楼梯时，可提前在阶梯的踏毯上分别留下两道不同颜色的标记，一条是迈出脚着落位置，另一条是手杖着落处。

有了明确的标记提示让老人按照步骤一步步地反复练习，习惯后，将标记去掉，老人自然就会熟练、安全地使用手杖上下阶梯了。

利用手杖上下阶梯步骤：

上阶梯时先伸出手杖落放在标记处作为辅助支撑点，健侧的腿随后向前迈出同样落在做好的落脚标记处，下阶梯时患侧的腿先迈出落下。利用手杖上下阶梯身体保持平衡是非常关键的。因此老人自身要控制好重心，手杖只起着辅助作用。

小提示：

为防止摔倒，考虑在阶梯踏毯上采取防滑措施，并且增加照明度。手杖头端要安装上胶皮垫，老人穿的鞋，也要选用有防滑的性能的。不可穿拖鞋使用手杖上下阶梯，以免出现拖鞋滑脱而被绊倒的意外。

第六节　轮椅的选择和使用方法

情景（79）　　轮椅的种类及坐姿

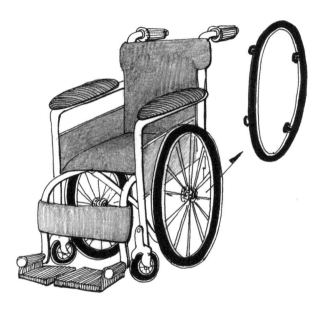

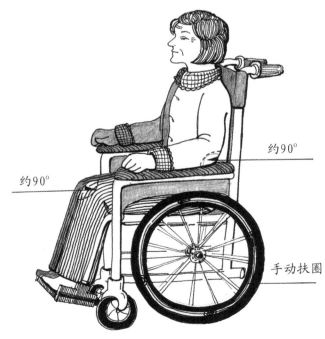

约90°　　　约90°

手动扶圈

情景分析

轮椅大致分为护理推进移动式、自立手动移动式两种。根据大小和功能不同还可分出更多种类，选择轮椅时，应考虑到老人的身体健康状况和使用时所处的周围环境等因素。

护理要项——

根据老人的身体健康状况选择轮椅：

① 选择自立行走移动式轮椅，对偏瘫患者而言使用时要取下患侧的手动圈，确认健侧的手臂是否有一定的活动范围。"自立行走移动式"轮椅功能很多，如刹车功能，手动扶圈移动时既可选择手扳动式刹车功能，也可把脚踏板收起，用脚站稳使轮椅停止移动。虽然"自立行走移动式"轮椅功能很多，但要根据老人自身的健康状况选择使用，并由护理员随时在旁边指导。一般"自立行走移动"式轮椅适合上肢健全、下肢不能自理的老人使用。

② 选择推进移动式轮椅的靠背高度要高于肩胛骨处，可支撑肩胛骨，使身体保持安稳的坐姿。膝盖弯曲度大约90°，手臂放在扶手的上面，肘关节也应是90°为最佳。推进移动式轮椅适合偏瘫的老人使用。

推进移动式轮椅，由于是护理员控制使用推进移动轮椅，刹车功能在手握扶手的下端，停车时需要由护理员掌握刹车。因此在准备移动前护理员一定要检查老人的手脚放的位置是否安全正确，坐姿是否平衡，以免因错位而发生意外。

小提示：

老人的身体健康状况是否适合使用轮椅，在选择使用轮椅前，要通过医嘱来确定应使用何种轮椅，不可由本人或家属自作主张，随意选择。不经医嘱，会给老人身体带来负面影响。

情景（80） 轮椅的规格、功能及使用方法之一

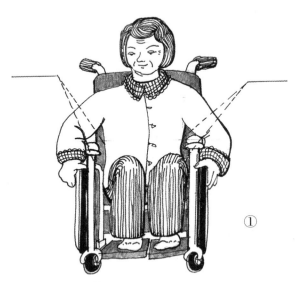

选择适合老人体格的轮椅:

① 座幅与扶手间距分别要留2厘米的缝隙。

② 对患有偏瘫的老人，要选择扶手可活动打开的款式，以方便护理。

③ 为提高腿脚活动能力，应选择脚踏台可折撤的轮椅。

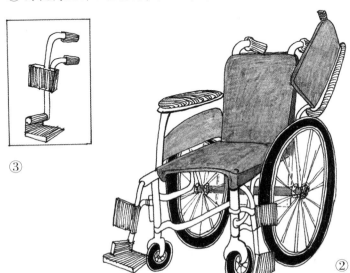

情景分析

轮椅的作用是辅助行走不便的老人生活更方便，如去厨房做饭、去卫生间上厕所、利用轮椅乘坐巴士去商场购物及以乘坐轿车去医院检查身体，最远还可利用轮椅乘飞机、火车去旅游观光。因此在使用轮椅前，要充分了解它的使用功能和方法，要既安全，又能灵活地掌握使用轮椅。

护理要项——

根据老人的体格选择轮椅：

① 轮椅有各种规格，选择时一定根据老人的体格来购买轮椅车。应让老人亲自坐在轮椅上，确认轮椅车体是否与老人身体之间有一定的空隙，以方便活动。座幅与扶手间距两侧分别在 2 厘米以上。

② 对于不能够站稳的老人，可选择扶手能活动打开，使用后还可放下的轮椅以方便护理员搀扶老人上下轮椅。

③ 对于可用双脚使用轮椅移动的老人，应选择脚踏台可撤去的轮椅，以便增强腿脚部的锻炼机能。有偏瘫的人，护理员要将患侧的手动圈取下，以减轻车体重量。

独立使用轮椅移动行走前，要确认老人的身体状态是否能在需要停车时随时可以站立，手和脚是否可以协调独立操作。

小提示：

不适合本人体格的轮椅，不但妨碍身体的自控能力，而且增加了身体的负担和活动时的不便，因此不可乱用别人用过的轮椅。

老人身体状态有异常时，不可独立使用轮椅进行活动，一定要在护理人员的陪同下，以免发生绊脚、夹手、摔落车下等危险。

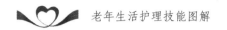

情景（81）　轮椅的规格、功能及使用方法之二

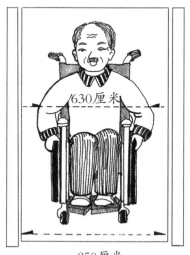

630厘米

850厘米

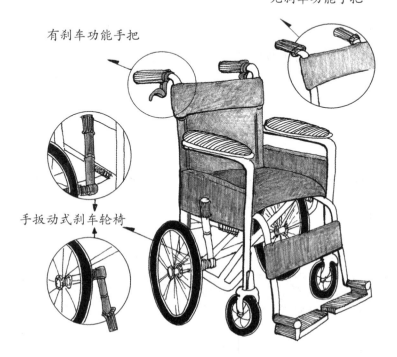

有刹车功能手把

无刹车功能手把

手扳动式刹车轮椅

情景分析

在选择使用轮椅时，我们前面已大致介绍了它的功能及给使用者带来的方便，其次要根据轮椅的使用环境，考虑到室内使用还是室外使用，大小、功能是否适合所处的环境都必须考虑全面。按照实际使用场所及适合老人体态规格选用轮椅。

护理要项——

在室内使用轮椅移动时，要求走廊、过道以及开门后的宽度，必须在85厘米以上，轮椅车体宽度在63厘米为最佳（特殊体态除外）。

手握式刹车轮椅的作用：

有护理员陪同时，选用手握式刹车轮椅，由护理员掌握刹车功能。外出下坡时，轮椅滑动过快，手握式刹车可及时控制速度。

手扳动式刹车轮椅及脚踏台的作用：

独立使用轮椅外出时，要选择手扳动式刹车，如手臂不灵活的老人可收起脚踏台，靠腿脚来控制轮椅的速度（一般不提倡老人独立使用轮椅外出，需要外出锻炼时，身边最好有护理人员或亲人照看）。

小提示：

掌握轮椅移动功能后，还要熟知轮椅如何能安稳地保持静止状态。因老人在轮椅上休息、看书、吃饭的时候，还有将老人从轮椅移动到床上或椅子时都需要轮椅保持安静静止的状态，要充分利用轮椅本体刹车功能，不可随意用其他物品阻碍轮椅，代替刹车。

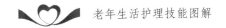

情景（82） 使用轮椅和周围环境

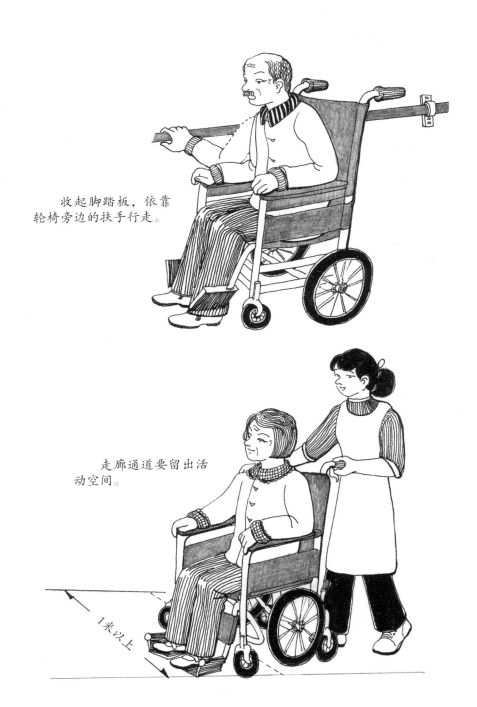

收起脚踏板，依靠
轮椅旁边的扶手行走。

走廊通道要留出活
动空间。

1米以上

情景分析

许多老人家里（室内）都是 20 世纪 60 年代的老式建筑，走廊、厕所到寝室门的宽度都是非常狭窄的。有的家庭把本来就很窄的厕所改造成洗浴、厕所一体的卫生间，给逐渐行动不便的老人带来很多麻烦和困难。因此在选择轮椅时最好准备两辆，一辆宽大、功能多，适合外出使用；另一辆小巧灵活，适用于室内。即使这样，不够标准的房间也要做适老改造。另外多余的物品要整理以方便轮椅移动时畅通。

护理要项——

厕所如果空间狭窄，轮椅不能进出，可在护理员的协助下抬起脚踏台，扳动刹车处，将轮椅停放在原地，让老人扶住身旁扶手，自立行走进出厕所（下肢不宜走动的老人可安装移动式座便在轮椅上，不用时可折叠起来）。

对于下肢体障碍的人，可选用座椅调节式轮椅，自己可调节座椅的高度和最佳靠背角度，调整后可直接在轮椅上午休，免去短时间休息还要移动到床上的麻烦。

小提示：

为更好地利用轮椅帮助老人在房间里灵活通行，关键还要改造周围的环境，如走廊、床边、客厅、卫生间等活动场所都要安装上扶手，更能帮助老人充分发挥轮椅的作用。

第七节　从床到轮椅的移动护理

情景（83）　从床到轮椅移动前的准备工作

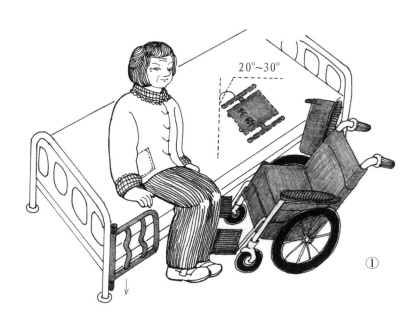

20°~30°

轮椅

①

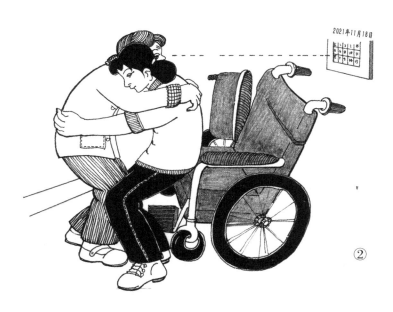

2021年11月18日

②

情景分析

护理员将老人从床上移动到轮椅上时，首先要将轮椅正确地摆放在离床和老人最近的地方。患有偏瘫的老人，轮椅应放在身体健侧一面。

通过每日数次利用轮椅的训练，扩大老人的活动范围，使老人对生活充满信心。

护理要项——

① 首先让老人保持安稳的坐姿，调整床位与轮椅座位的高度大致相同，确认轮椅和床之间的角度在 20°~30°，身体健侧靠近轮椅，然后确认轮椅保持刹车状态，抬起靠床侧的轮椅扶手，收起脚踏台，放下患侧床上的活动扶手。

② 在老人的正前方墙壁处挂上画或年历，作为站起时让老人目视前方的标记，吸引老人的视线，起着平衡身体的作用。护理员用双手臂分别抱住老人腰部两侧，双腿靠紧老人的双腿，然后屈膝下蹲、弯腰支撑住老人的身体，防止左右摇摆，向上将老人抱起。

老人双臂搂住护理员肩胛处，抬头目视前方（挂历标记处），精力集中地配合护理员一同站起。

小提示：

提示老人在配合护理员站起时，头部前倾，略微向上弯腰，上身倾斜度要超过自身膝盖的高度。

从床上双脚落地前，要穿好鞋袜，不可赤脚，更不可穿拖鞋。以免赤脚磕碰到轮椅上损伤到脚，穿拖鞋会出现意外绊倒的可能。

情景（84）　从床到轮椅上的移动护理之一

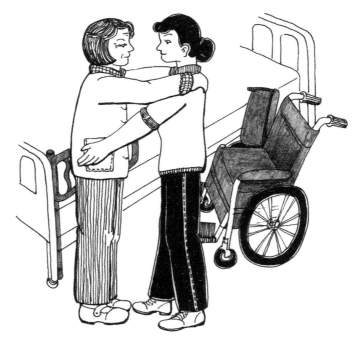

护理老人坐上轮椅的连贯动作。

健侧的手握住患侧的手腕。

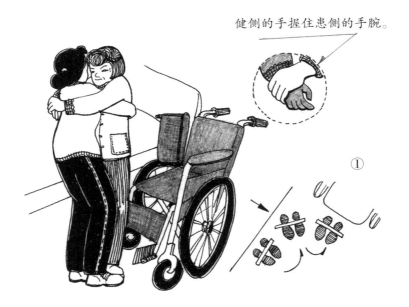

①

情景分析

轮椅靠近床边后，活动范围减少，因此要求护理员做移动护理时要严谨、敏捷、准确。以避免移动过程中床边和轮椅的硬处磕碰到老人的身体。

完成站立状态后，护理员首先要确认老人腰部是否伸直，防止身体有倾斜而摔倒，扶稳身体，观察片刻后再开始进行下一步动作。脚位移动要先做好标记，按照脚位标记转换体位，是由床到轮椅移动的最佳选择。

护理要项——

在保持稳定的站立状态下，护理员提示老人尽量独立变换脚的位置，可借助床边的扶手，慢慢地更换脚位置的方向，有助于身体回转和行走练习。

对不能独立变换位置的老人，先让老人将双手臂分别搭在护理员的肩上，有偏瘫的老人，将健侧的手把住患侧的手腕，护理员应双手抱住老人的腰部上面左右更换姿势，直到变换到正确的落脚位置为止。

护理老人坐上轮椅的连贯动作：

① 先撤去床边的脚踏垫，在原地制作"变换脚位"的示意图，再用彩色胶带在"变换脚位"示意图上标上顺序，按照顺序移动，可以将老人准确安全地移动到轮椅前。（转第 175 页）

小提示：

做脚位变换时，老人不可穿拖鞋，或者只穿袜子，或者穿便鞋，穿好后再开始去做脚位变化，对患有偏瘫的老人，最好只穿好袜子等在轮椅上坐稳后再穿鞋。

情景（85）　从床到轮椅上的移动护理之二

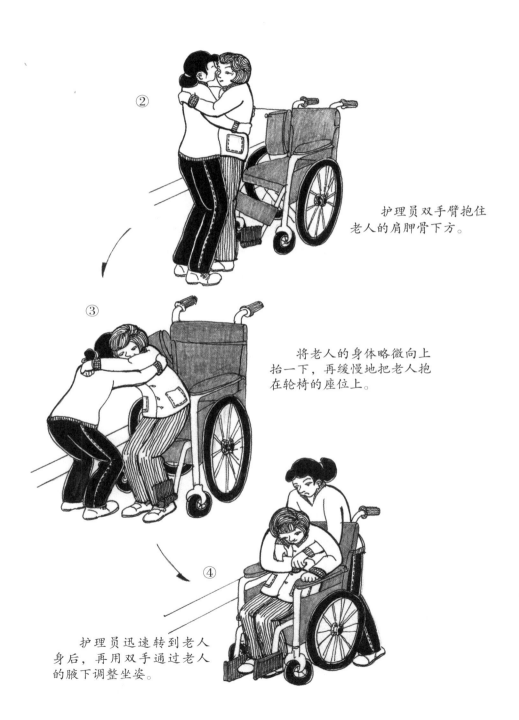

② 护理员双手臂抱住老人的肩胛骨下方。

③ 将老人的身体略微向上抬一下，再缓慢地把老人抱在轮椅的座位上。

④ 护理员迅速转到老人身后，再用双手通过老人的腋下调整坐姿。

情景分析

在护理员的护理下，经过脚位变换后，老人已能准确地在轮椅前站稳，准备做连贯动作。

变换脚位的目的是为了能顺利、准确地坐在轮椅上，对可以半独立完成的老人在变换脚位时要利用床边的扶手，坐轮椅时利用轮椅的扶手，不能独立完成的老人要配合护理人员，尽自己所能，有步骤地完成移动操作，在双方配合默契的状态下安稳地坐在轮椅上。

护理要项——

（上接第 173 页，护理老人坐上轮椅的连贯动作）

② 护理员双手臂抱住老人的肩胛骨下方以支撑老人的上半身，老人的双臂搭在护理员的肩上。

③ 随后护理员将老人的身体略微向上抬一下，再缓慢地放下老人身体的同时护理员的双臂顺势移动到老人肩胛骨上方，待老人坐下后，先将轮椅扶手恢复原位，再把老人的双臂轻轻放在轮椅扶手上。

④ 如果老人身体在轮椅上坐姿没到位，护理员应随即转到老人的身后，在转向老人身后时，护理员的手一直扶着老人的身体以防老人坐不稳、摔落的危险。护理员迅速转到老人身后，用双臂通过老人的腋下，轻轻握住老人的手臂，抬高身体往座位深处轻微挪动，端正坐姿。

小提示：

从床上抱起老人时，护理员同时要利用自身双腿支撑老人的双腿，作为抱起老人的辅助支撑点，此时不可用力过度，否则会影响老人行动。在老人安稳地坐在轮椅上后，确认老人鞋是否穿好，再将老人的双腿放到脚踏台上。

第八节　使用轮椅移动行走掌握基本使用功能

情景（86）　使用轮椅手扶动轮圈行走

确认患侧的手臂是否放在身体的正前方，以防止车轮夹伤。

确认刹车部分是否开放。

确认患侧的腿脚是否放在脚踏台上。

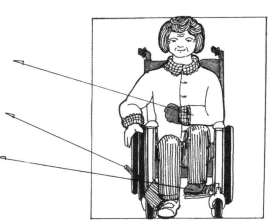

在移动行走前，护理员要细心叮嘱，提醒老人轮椅移动过程中的注意事项，并且手把手地先带动走一段路，然后再慢慢松手。

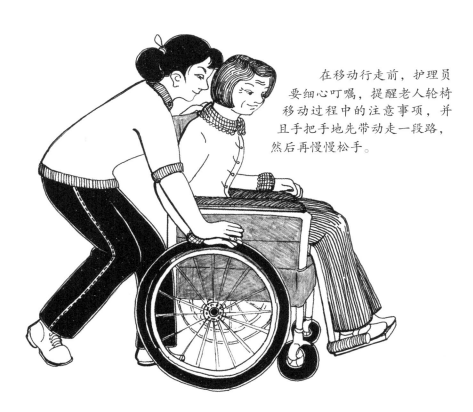

情景分析

对于自理程度较高的老人，在轮椅移动前须确认坐在轮椅的坐姿是否端正，手和脚所放位置是否正确。

对患有瘫痪的老人特别要确认患侧的手臂不可靠近轮椅滚轮胎上，患侧的脚一定要放在脚踏台上，避免轮椅移动时夹伤手、脚的危险。

护理要项——

使用手动扶圈独立移动：

① 根据老人的健康状况，使用腕力较强的手臂，掌握轮椅的扶动圈进行移动操作，最初，需要护理人扶住老人掌控扶动轮圈的手一同在（1、2，1、2）有节奏的指令下转动扶动轮圈，缓慢向前移动。

② 移动时不可过急，向前移动熟练后，再做向后移动练习，前后移动反复训练是非常必要的。

为防止移动时身体倾斜滑落，一定要确认坐姿是否正确，为防止轮椅移动时患侧的手、脚不被夹伤，主要确认患侧的手是否放在身体的前方，患侧的脚是否放在脚踏台上，刹车功能是否开放。

最初使用轮椅移动行走，要选择在空旷宽敞平坦的人行道上进行练习。

③ 前后移动熟练后，再开始练习难度较高的左右转弯移动。

小提示：

最初使用轮椅移动行走练习时，提示老人用健侧的脚协助掌控扶动轮圈的平行调整车轮的快慢，因此要收起健侧的脚踏台，以方便来不及使用手扳刹车闸时，可随时将健侧的脚落地，阻止车轮向前移动。

情景（87）　使用轮椅的其他移动方式

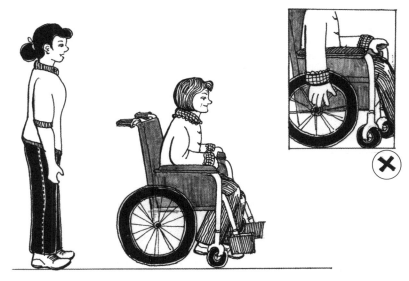

　　老人自主使用轮椅时，护理员要陪伴在后面1米左右。

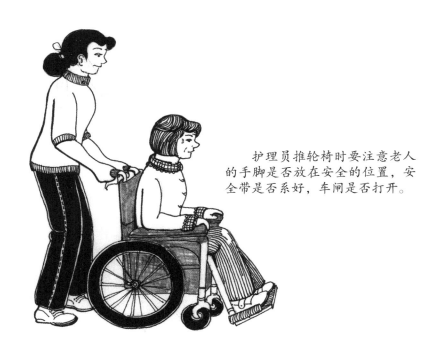

　　护理员推轮椅时要注意老人的手脚是否放在安全的位置，安全带是否系好，车闸是否打开。

情景分析

对手臂有偏瘫症状的老人，不能正常使用手扶动轮圈时，可收起脚踏台，用脚移动行走使车轮缓慢推进，由于全靠腿的力量，腿脚会产生疼痛，会使身体倾斜而失去平衡，护理员要跟在老人身后，如发现老人坐姿有倾斜现象时，随时终止轮椅移动，不可勉强老人继续行进。对于不能自立使用轮椅的老人，护理员要熟练掌握轮椅的使用功能及方法。

护理要项——

利用自身双脚使轮椅移动：

不使用手扶动轮圈，而用腿脚移动的老人，护理员要在身后多加问候、鼓励。提示老人刚开始时动作要慢一些，让老人做好充分的心理准备。

由护理员护理推进轮椅移动的注意事项：

① 确认老人的双脚是否已平稳地放到脚踏台上。

②老人的双手自然地放在轮椅扶手的内侧，以免夹伤手。

③ 护理员站到轮椅后方，双手握住轮椅扶手，确认前后左右是否有障碍物存在。

④ 轮椅移动前，用"开始走了！"等问候语提示，给老人以心理准备，不可突然推进轮椅。

⑤ 护理员要熟练掌握手握刹车的功能和使用方法。

小提示：

护理员推轮椅移动时，良好的开端对护理员和老人都是很重要的，慢慢、稳稳地推进会使双方的身心放松，避免情绪紧张。

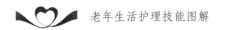

情景（88）　使用轮椅上下坡及上下台阶的移动方法

上下坡

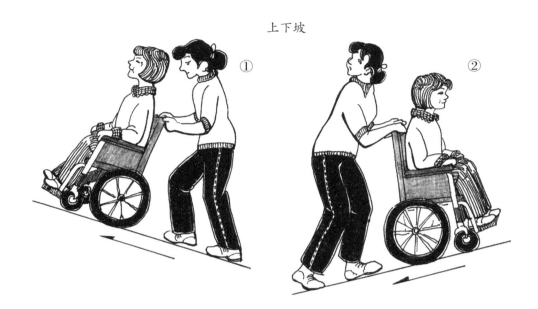

上下台阶

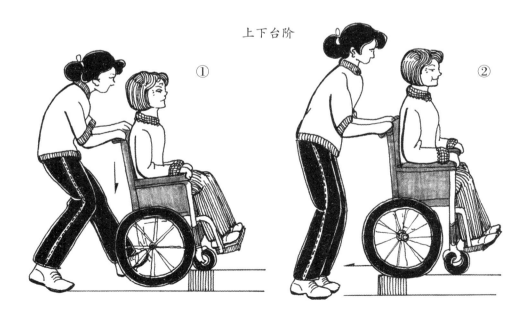

情景分析

遇到有坡道和台阶时，护理员应该注意的事项：使用轮椅在室内外活动时，经常要遇到斜坡道台阶、电梯等特殊情况，虽然在护理中有一定的难度，但只要熟练掌握使用轮椅技巧，保持平稳心态，在实际操作时，发挥好所掌握的技能，就会顺利通过坡道、台阶、电梯等特殊状况。同时还要注意老人的心理动态，尽量做到波动小一些，不要给老人带来恐惧感。

护理要项——

遇到上下坡时的解决方法：

① 上坡时，注意让老人身体向前倾，重心向前，护理员靠腿的重心力向前支撑身体推进轮椅移动。

② 下坡时，护理员用身体重心力顶住轮椅，掌握好刹车功能，防止轮椅下滑过快，并时而回头观察道路是否有障碍物等（下坡与上坡行走姿势是相反的）。

遇到上下台阶时的解决方法：

① 上台阶时，护理员用一只脚踏住轮椅下方的横杠，使轮椅略微向后倾斜，前车轮自然抬起搭在台阶上，确认前车轮完全搭在台阶上，再抬起后车轮向前缓慢推进。

② 下台阶时，行进方向与上台阶相反，护理员手握轮椅扶手慢慢往后移动，并且先下台阶，同时往上抬起轮椅，继续向后移动，直到后车轮完全落地后，再使轮椅向后倾斜抬起前车轮，向后移动落下前车轮，将轮椅转到行进方向。

小提示：

上下坡，台阶时会有震动、倾斜，给老人带来不安恐慌等心理障碍，因此在行进移动前，要简单说明道路现状，使老人提前做好足够的心理准备，以减轻不安心理。

情景（89） 使用轮椅上下电梯及搭乘地下铁

乘电梯

上站台阶

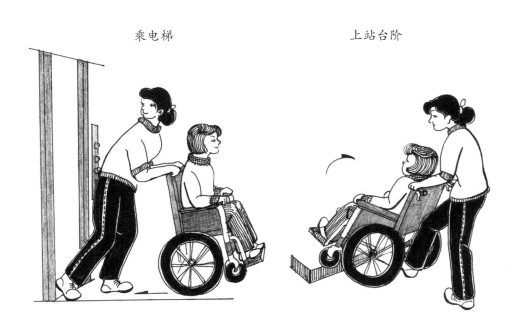

乘电车

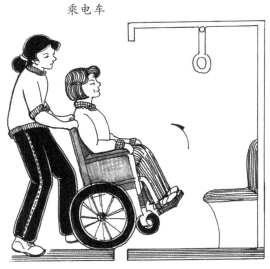

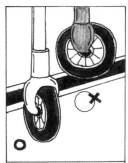

轮椅前轮与缝隙
保持垂直状态。

情景分析

在护理员的呵护下，坐轮椅的老人可安心去任何公共场所活动，如乘飞机去旅游、坐火车回老家等，乘务员都会帮助老人准备好专用乘机踏板，给老人以及护理人员带来方便。还有一些公共场所辅助设施还不够完善，因此要考虑到没有专用踏板时怎样顺利通过站台与公交车之间的缝隙和怎样搭乘电梯。

护理员应熟练掌握怎样使用轮椅移动技巧，了解轮椅的各种功能，以便在复杂环境中以熟练灵活的技能应对各种难异现象。

护理要项——

搭乘电梯：

坐轮椅搭乘电梯，首先要按住电梯的延长开门机关、按钮或请身边的乘客帮助按一下。如果没有旁人，只有护理员和老人的情况下，应将轮椅倒着向后进入电梯。正面进入电梯时，尽量不用前车轮（由于前轮小，不易掌控），微微翘起前轮，用后车轮垂直推进电梯。

搭乘地下铁：

乘坐地铁或快轨（动车）时，护理人员同样将轮椅前轮（小车轮）翘起，用后轮（大车轮）垂直推进。因后车轮弯度较大，略微偏一点也完全可以越过站台与电车之间的缝隙（太大缝隙时，乘车服务人员会提供专用踏板）。

小提示：

在利用轮椅下方横杠杆时，不能用力过猛，否则容易瞬间将老人从车上摔落到地上。另外只靠脚的压力是起不到作用的，一定要在用脚压的同时，手握扶手也要一同往下压。

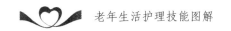

第九节　安心、安全的户外活动

情景（90）　户外的服饰和必备品

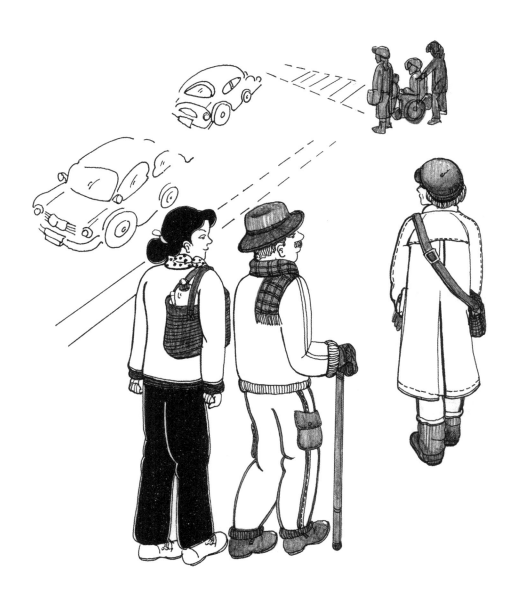

情景分析

外出活动不但可缓解运动体能的衰退，而且室外的新鲜空气和美丽风景还会使老人忘却生活中不愉快的事，对调节机体神经系统功能会起到良好作用，对预防疾病和病情的自愈、免疫能力都提供了有利条件。

对已被确诊患有心脏病、高血压的老人在外出活动范围中是有限制的，要严格遵循医生的叮嘱，选择适合自身健康状况的天气外出活动，并且一定要有亲人、友人或专业护理员的陪同，免得发生意外时措手不及。

护理要项——

掌握好外出的最佳时间

首先不要在上下班高峰时外出，由于各种车辆太多，老人走路又慢，会引起堵车现象，影响交通秩序，严重的还会出现交通意外。所以老人外出的最佳时间要在每天的上午 10：00 左右和晚饭后 19：00 左右。

外出时的服饰

横过马路时，为了能让驾驶员清楚地辨认老人在行走，提倡老年人外出时应穿着较鲜艳的服装或搭配亮丽的服饰。在颜色和款式选定时，要征求老人的喜好，穿上自己喜欢的服装，更会增加外出的兴趣。除了服装可选择鲜艳的色彩，还可在服饰上选择和服装对比强烈的颜色，如围巾、帽子、背包、手套等。

外出时的必备品

有亲人或护理人员的同时，也一定要为老人准备名片卡挂在脖子上（名片内容：家庭住址、本人姓名、联络电话）以防止意外失散后，寻找方便。带好经常服用的药物以及为了防止脱水，一定自带饮用水（容器材质最好使用不锈钢的或紫砂的）。保温杯里的水要调节到可以入口的温度。

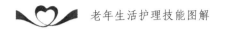

情景（91）　随季节变化选择外出的服装、服饰

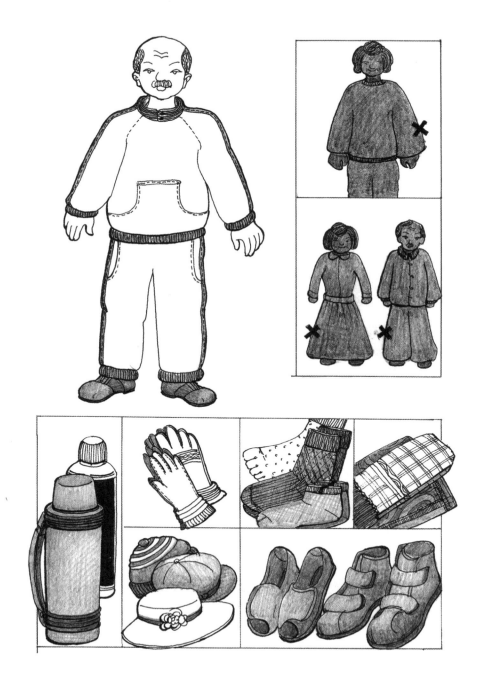

情景分析

老年人外出活动时要了解一年四季春夏秋冬的气候变化，选择最佳外出时节。

春季：春暖花开，防止花粉症的传播及风沙、雾霾等污染，干燥天气，外出时最好戴上口罩，用棉签在鼻子里抹上点香油，既防花粉症，也可避免干燥。

秋季：除了风沙大以外，还有一种植物（蒲公英）很容易起毛球，随风满天飞，容易使皮肤过敏、发痒，要为老人准备纱巾或墨镜，避免风沙、毛球刺激脸和眼睛。

冬季：寒冷干燥容易引发感冒、发烧，引起肺炎，外出时不但身体穿的要保暖，头部一定要戴帽子，外出时间最好选择太阳升起后，温暖、祥和的时间再出行。

夏季：因天气炎热，预防热辐射病和脱水症，要多补充水分，准备太阳伞、防晒帽，露在外面的皮肤要抹上防晒霜。

护理要项——

服装：为老人选择宽松、活动自由、穿脱比较方便的服装，选择轻便、吸汗、保暖的材质。

帽子、围巾：根据季节更换，尽量选择纯棉或丝绵，纯毛或毛、麻等面料制作的帽子和围巾。

袜子、鞋垫、鞋：选择袜子时，要合脚，还要透气，鞋垫也很关键。最好选择棉麻材质的，脚心部位略微凸出为最佳，鞋跟要有2~3厘米高度，鞋底要厚而软，鞋面要有一定的伸缩性，系鞋带处最好是魔术贴式的。

> **小提示：**
>
> 三种款式的服装老年人不可选用。①裤角过于肥大。②袖口不宜过长，过宽。③不宜穿长度过脚腕的裙子。尽早养成穿五指袜的习惯，五指袜可刺激脚趾间的穴位，使老人血脉通畅。

情景（92） 外出行走注意安全隐患之一

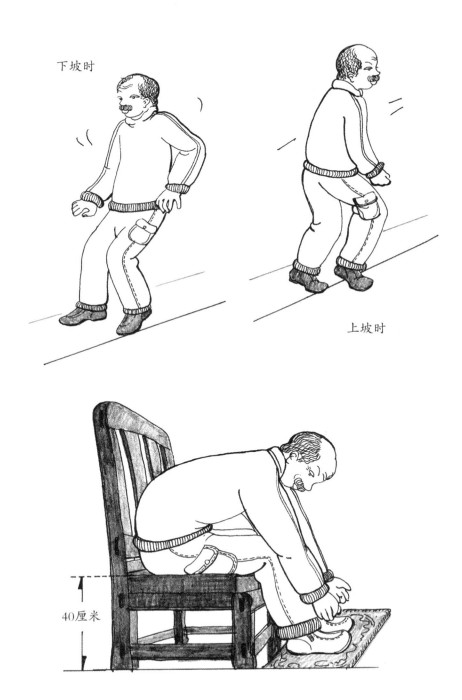

情景分析

有高血压和心绞痛等症状的老人，要听从医生的指导，先从短距离慢步开始锻炼，外出前做准备时活动不宜过快、过急，尤其是弯腰穿鞋系鞋带时，如果姿势不当，高度不适合，很容易造成背部肌肉拉伤和疼痛。外出步行时，难免遇到上、下坡道路，陪同人员要鼓励老人慢慢掌握技巧，尽量独立行走，最初可借助手杖，习惯后再放弃对手杖的依赖。

护理要项——

在门口放置座椅或座台，座位离地面高度为40厘米，以备老人进出门时换鞋用，尽可能让老人自己系鞋带，对锻炼大脑及支配手的活动能力很有帮助，系鞋带时不宜低头过深，以免突然引起血压升高、脉搏急促跳动等危险症状。

户外活动时，尽量选择平坦的大道，避开有障碍物的羊肠小道，防止绊脚、跌倒等意外发生。遇到有上下坡路时，也不必为难，走好上下坡路更能促进健身运动。

掌握好走下坡路的规律：

①上坡时每一步迈得大一些，速度要慢下来，脚跟先着地，落地后，重心由脚跟转到脚掌处，身体前倾，头部微微低下，行动略微不便的老人上坡时，可使用手杖辅助。

②下坡时迈步要小，用脚尖着地，身体略微后倾，目视前方，随时调整身体的平衡和重心，下坡时两手臂稍微伸展开可调节身体的平衡，尽量不使用手杖。

小提示：

每日要记录测量血压和脉搏的数据，有规律、有计划地安排好户外有氧活动。

情景（93） 外出行走注意安全隐患之二

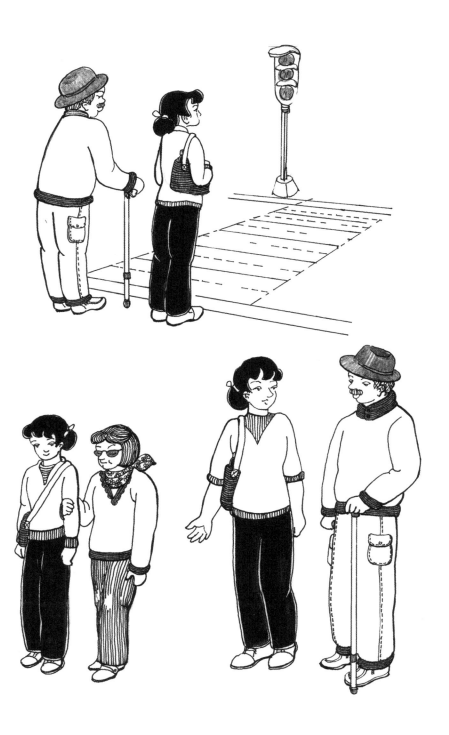

情景分析

老年人在外出步行横过马路时，首先要注意从斑马线处通过，其次要等待绿色信号灯亮时再走，遇到信号灯闪闪变化时，不要勉强通过，一定要根据自身的步行速度，耐心等待下一个绿色信号亮灯后再通过。室外的道路与室内的过道截然不同，陪同人员应根据道路的不同状况，正确引导老人避开障碍物的区域，安全、顺利地通过。

护理要项——

对于身体机能有障碍的老人，如偏瘫、骨折治疗康复期等遇到弯路或坑洼路和横过马路时，自身不能随机应变、平衡身体，陪同人员要提前叮嘱、问候，让老人提前有所准备。

对于视觉障碍的老人，尽量要有亲人、护理员陪同外出，护理员要贴身扶好老人，使老人有安全感。行走过程中，不断地提示前方道路的状况，对于视力较弱的老人要戴上墨镜，使老人增加行走的自信心。这样，既能防止室外强光刺激，更能锻炼身体的同时提高视觉判断力。

有严重膝关节炎者，不宜走太高的坡道、上楼梯、登山运动，应选择平坦道路散步或慢行。

行走时要保持正确的姿势，挺胸、抬头、摆臂，这样有利于全身均衡运动，身体在运动中协调。

小提示：

老年人在户外健身活动时，一定要有时间限制，活动时间不宜过长，每次在 20~40 分钟，上午 9:00~10:00，晚饭后 19:00~20:00 为最佳。根据本人的健康情况和天气状况，早晨不宜过早，户外活动注意要适当补充水分，防止脱水症的发生。

第十节　如何搭乘机动车外出

情景（94）　自理乘坐机动车的连续动作

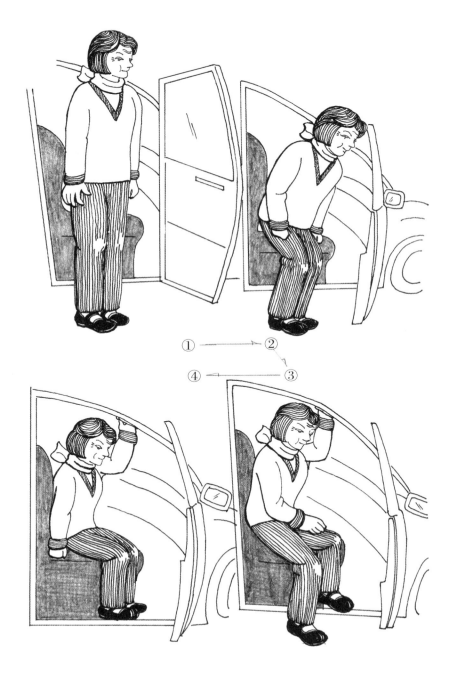

情景分析

老年人外出旅行、购物、去医院看病等路程较远时，需要搭乘机动车。搭乘时首先要注意上下车动作是否规范，坐姿是否正确，如动作不协调，就会被车体部分磕碰着。自理乘车的老人先将车门完全打开后，再开始进行下一步乘车动作。

护理要项——

①自理乘机动车时，车门保持完全打开后，老人将背部转向车内座椅侧面，身体尽可能靠近车体。站稳后开始做以下动作。

②屈膝、缓慢弯腰，将臀部向车内伸进，弯腰到身体可以进入车内。

③保持弯腰状态，左手臂抬起，握住车体门框上方的扶手后，就势将身体转向车的正前方，左侧腿同时伸入车内，臀部安稳地坐在车座位上。

④右侧腿跟进与左腿合并，右手臂支撑座位的同时全身坐进车中，调整身体面向车的正前方，检查一下车门周围没有衣物，确认手、脚是否放在安全的位置后用右手将车门关紧。

> **小提示：**
>
> 在车行驶前，务必系好安全带，老人经常会忘记，因此驾驶员以及陪同人员一定在开车前，叮嘱老人确认系好安全带后再开车。
>
> 细心问候是不可缺少的，亲人或护理人员在送行时"一路顺风""祝顺利"等送行语言的关心，会让老人更踏实、安心地乘车出行。

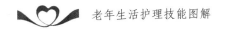

情景（95） 半自理老人乘车的护理

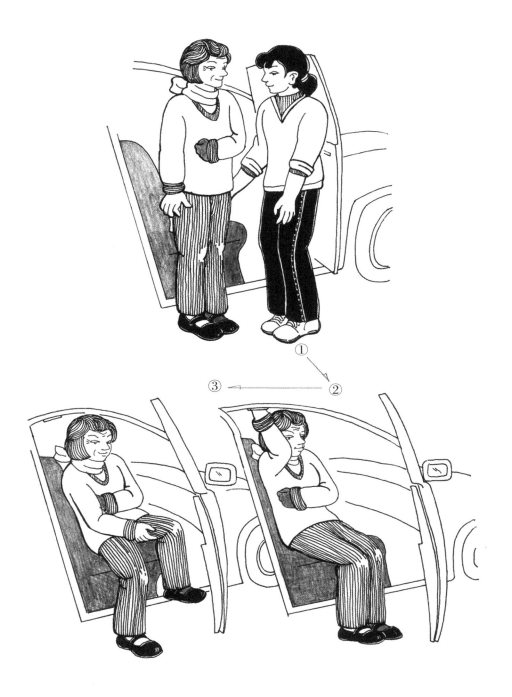

情景分析

在对有偏瘫症状的老人，护理人员要站在老人患侧用身体挡住车门，给老人提供更安全的环境，减少不必要的磕碰，帮助老人尽量靠近车体。根据老人的身体状况，一般先由患侧移向车座，护理人员轻微抚摸着老人，增进老人的自信心，鼓励老人尽可能自理完成乘车动作，不能完成的部分，护理人员会帮助完成的。

护理要项——

患有偏瘫者乘车：

① 在护理人员护理下走到车门前，由护理人员将车门开到最大，让老人先背对车门靠近座椅。

② 健侧的腿屈膝、弯腰，缓慢靠着座位坐下，同时健侧的手臂抬起，扶住车体上部的把手，避免碰撞头部，顺势将身体往车座深处移动。

③ 保持坐稳后，健侧的手松开车上部的把手，用健侧的手抬起患侧的腿，放入车座上，健侧的腿跟进，同时全身以臀部为中心转向正前方，调整坐姿后，用健侧的手系好安全带。

虽然护理员可以帮助老人完成所有动作，但为了让偏瘫症状尽快康复，老人应尽量自己完成所有动作，护理员跟在身边细心指导问候，出现困难及时解决，才是最佳的护理（因人而异，也有老人是健侧侧身进入车内）。

小提示：

下车时的动作与上车时相反，车门敞开后（由护理员打开车门并挡住以防关门），保持坐姿原状，健侧的脚先迈出车外落地，之后以臀部为中心，健侧的手握住车体上方的把手，身体转向车门方向，坐稳后健侧的手抬起患侧的腿放落在健侧腿旁，健侧的手把住车门处的扶手，缓慢站起，站稳后，移动离开车体。护理员关车门时，一定要注意确认老人的手是否已离开车门或车体。

情景（96）　从轮椅上移动到机动车内的护理

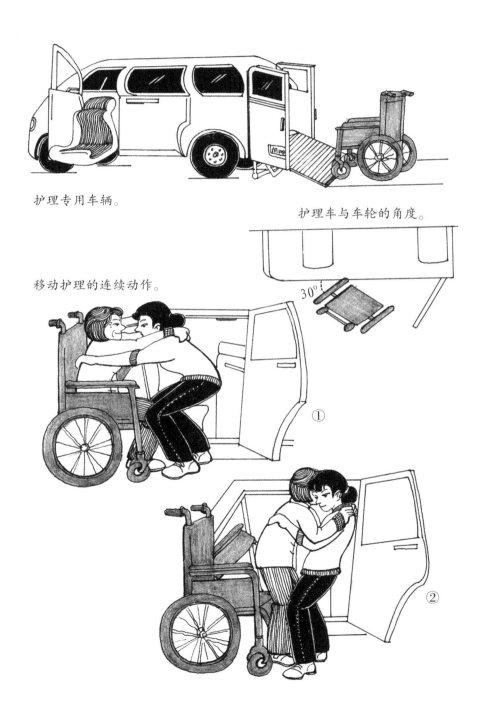

护理专用车辆。

护理车与车轮的角度。

移动护理的连续动作。

30°

①

②

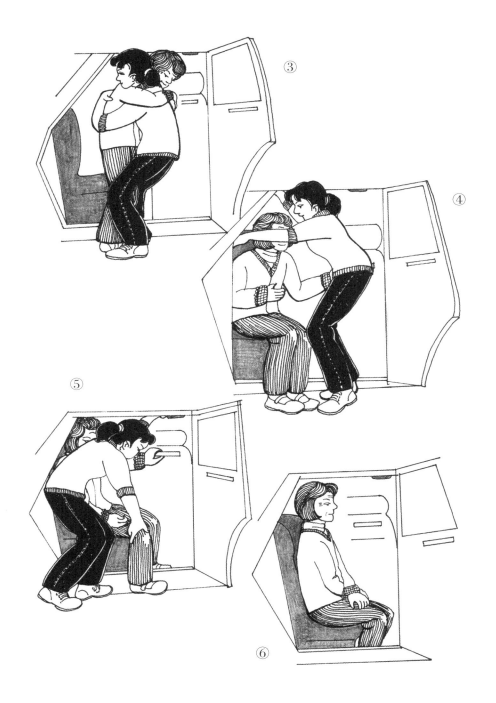

情景分析

充分利用好现代护理车辆可直接将轮椅推到车上的功能，有的车内座椅可自动升降移位，有回转功能。这些功能给老人和护理员减轻很多负担，既安全又方便。

从轮椅移动到辅助车上的护理，首先考虑轮椅与辅助车之间停放时的角度。

护理要项——

轮椅与车靠近后成 30° 为最佳停放位置，扳动刹车功能，收起脚踏板，打开靠车门方向的轮椅扶手，护理员行动前要确认好是否完成这几点细节。

老人从轮椅移动到车上的护理：

① 老人双手放在护理员肩上，护理员双手扶住老人的肩胛骨处，弯腰扶起老人，同时护理员将靠近车体侧的脚微微向后退。

② 依靠护理员的腿部为支撑点，就势将老人扶起站立，然后背部转向辅助车门方向。同时驾驶员将轮椅撤走收起，放到车的后备厢里。

③ 护理员调整方位后，弯腰、屈膝、低头，缓慢地将老人安放在车的座位上。

④ 老人坐稳后，护理员的双手分别挡住车上方及侧门框，以防磕碰到老人头部，帮助老人坐稳后提示老人先将上身转向正前方。

⑤ 老人的手扶住前座背上的扶手，先将健侧的腿调整到正确位置，再由护理员帮助抬起不方便的腿带动全身转向正前方。

⑥ 确认老人的手、脚都放在正确的位置上，系好安全带，轻轻关上车门，护理员在离车位 2 米远处目送老人，一同跟随的护理员转向相反车门上车。

小提示：

下车与上车的动作相反，轮椅与车体成 30°，抬起轮椅扶手，刹住车轮，收起脚踏板。要顺利、安全地将老人从轮椅移动到机动车座位上，主要是靠护理员和老人共同的努力，配合默契，才能完成。

第五章 洁——

卫生间环境与如厕护理

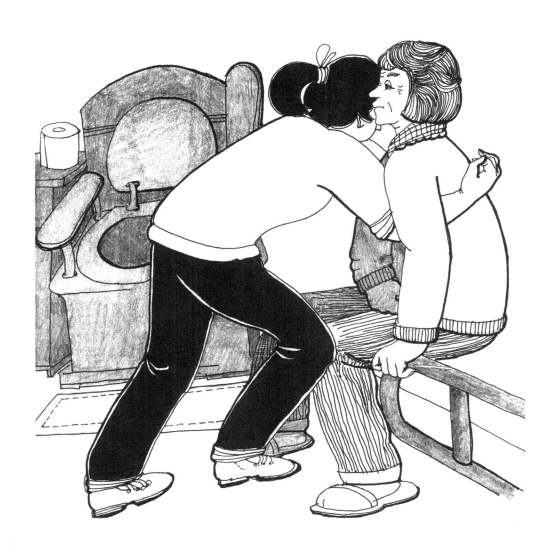

第一节 方便舒适的如厕环境

情景（97） 厕所内必须具备的设置

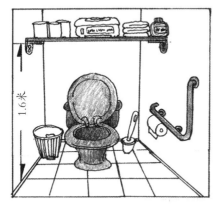

居家用厕所：简便收纳设置。

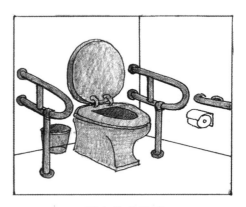

双固定扶手设置。

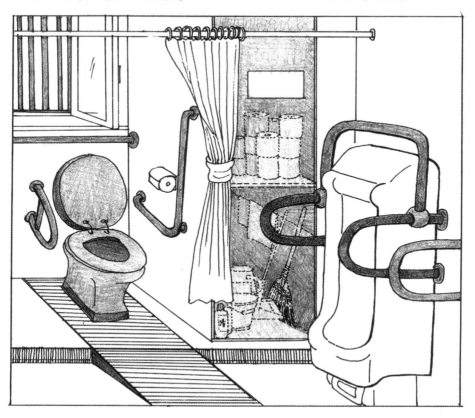

公用厕所固定式多形状扶手设置，厕所用品收纳场所设置。

情景分析

通常人们对厕所的环境不是很重视，其实无论家庭，还是公共场所，能有一个清洁、舒适、方便的厕所，是现代生活时尚文明的标志，更是维护老年人健康生活的重要组成部分。

不论是公共场所，还是居家场所，人们在生活、工作、学习、休闲娱乐中都需要使用厕所，而在老年人的生活中更离不开既卫生又方便舒适的厕所环境。科学合理的厕所设置，卫生便利的厕所环境直接影响着老年人的生活质量及寿命的延续。

护理要项——

厕所内设置收纳空间和扶手：

①居家用厕所不用特设收纳空间，利用厕所墙壁空间即可，例如在便池水箱上方 1.6 米以上处搭个横板（安装一定要坚固），可放少量备用卫生纸、尿不湿。清扫用具一定要放在便池的后上方。另外根据老人的身体状况设置适合老人用的扶手。

②养老机构内公共用厕要设置 1.8 米 ×0.6 平方米左右的收纳空间，分上下两层，上层一般存放备用卫生纸、尿不湿，下层摆放清扫用工具、清洁剂等。座便池、蹲便池、小便池的周边都要设置不同形状的扶手，有台阶门槛处要安放坡状脚踏板，以方便腿脚不方便的老人，免得被绊倒。

> **小提示：**
>
> 厕所内尽量减少物品的放置，清扫后的拖布、抹布一定要晾干后再放回收纳处，否则容易使其在厕所内因潮湿而发霉产生异味。
>
> 没有窗户的厕所，照明、通风很关键，尤其是照明开关要安装在老人容易摸到的地方。
>
> 卫生间要宽敞、明亮、卫生。

情景（98） 厕所门、窗、扶手的重要性

专用厕所拉门。   折叠式扶手。

多功能可移动扶手。

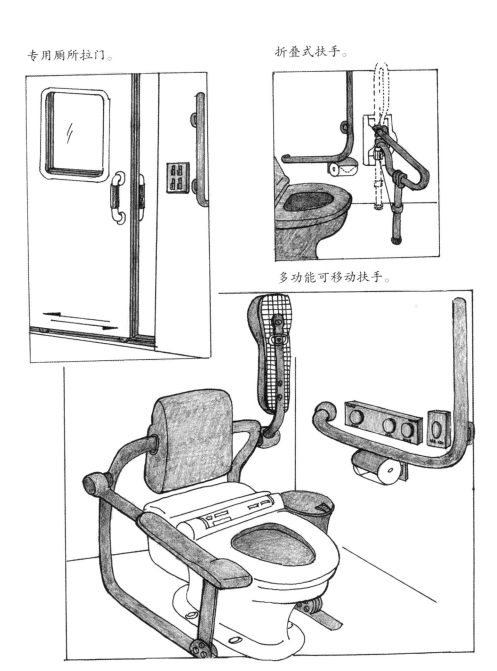

　　常用扶手有L形扶手、U形扶手（固定式、活动式）、折
叠式扶手、多功能移动扶手、普通横竖扶手。

情景分析

公共厕所与居家厕所内部设置不同的是要照顾到所有使用人群的共性。对老年人和残疾人都设有单独房间。室内的辅助设施基本完备，随着社会的发展以及科学技术的进步，还将不断完善。

居家厕所要根据居家老人的个人身体状况设置厕所内的便池、扶手以及地面、门等的安全便利设施，旧式厕所也要加以改造。在老年人的日常生活中，除了要确保就餐、就寝和娱乐场所的良好环境外，更应重视的是能有卫生舒适的如厕环境。要根据老人的身体状况，合理改装居家厕所的内部结构，这对居家老人原有的生活环境起着良好的改善作用。

护理要项——

关于扶手：

居家厕所最需要的就是安装扶手，扶手有多种形状，安装扶手时，一定要根据老人身体的状况、适合程度以及支撑力的最佳位置合理安装。

关于门窗：

厕所的门尽量改造、安装成拉门或折叠门，以方便乘坐轮椅的老人如厕时进出，还可在老人发生意外时，护理员能从外面打开厕所门便于急救。厕所内最好有窗户，便于空气流通，座便池应离窗户间隔1米左右，窗户离地面的高度应在1.5米以上，或者在窗户上安装防护栏（如没有窗户，要设置通风口）。

手纸盒要安装在左右方的扶手前后位置上，方便老人随手可以拿（对有偏瘫的老人手纸盒一定要安装在健侧方）。

小提示：

在坐便旁边安装手按铃，使老人能随手触摸到，一旦发生意外时，可及时按铃通知等在外面的亲人或护理员，得以帮助。

门销要里外开销，门的上半部要安装玻璃，使护理员随时可看到老人。

第二节　掌握老人最佳如厕时间

情景（99）　设立日常排泄时间表

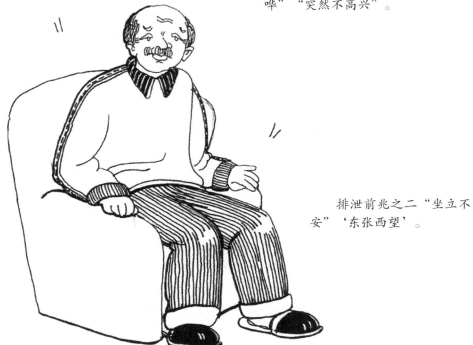

时　间	早	中	晚	备注
5：00				
9：00				
12：00				
15：00				

排泄前兆之一"大声喧哗""突然不高兴"。

排泄前兆之二"坐立不安"'东张西望'。

情景分析

很多老人在年龄过 70 岁后，生活适应能力降低，身体机能和大脑支配能力也逐渐减退，记忆力、思维能力、分析判断能力、情绪控制力等都会出现障碍，尤其是尿道肌肉萎缩的老人，已经感觉不到尿意和便意时，特别需要护理员掌握适当的机会，及时引导老人去如厕。

护理要项——

确定容易排泄的时间：

排尿、排便时间因人而异，观察数日老人有尿意和便意的周期规律，积极为老人设立"排泄时间表"，明确记录每日的排便时间，饭前饭后、睡前睡后，经过两三周时间，护理员便可掌握老人的排泄规律，就可定时引导老人去厕所方便。

设立"排泄时间表"明细：

1.姓名；2.年龄；3.性别 4.年、月、日；5.早、上午、中午、下午、晚、深夜；6.具体时间；7.备注（详细记载便秘等异常原因）。

预知排便的前兆：

对于无法掌握排便周期的老人，可根据肠道蠕动的活跃时间，例如，早上起床后、晚上就寝前、就餐后等。

对于表达不了尿意和便意的老年性痴呆患者，如有下列动作反应大致是排泄的前兆：1.突然不高兴，大声喧哗；2.坐立不安，东张西望。

小提示：

不可强迫老人排便，护理员的生硬态度和言行，会促使老人紧张、羞愧而造成排便困难，应该轻声和蔼地问候，使用"要去厕所吗""想不想方便一下"等语言。

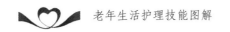

情景（100）　如厕前的准备与问候

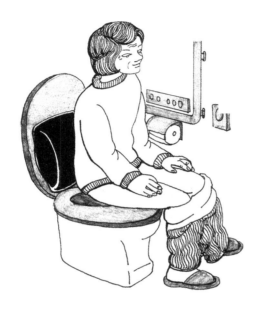

腹部按摩

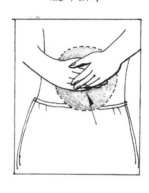

腰部按摩

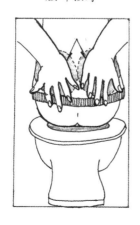

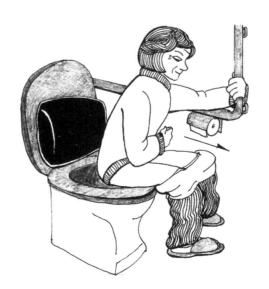

情景分析

为了能在如厕时更加顺畅，一是要消除精神上的紧张情绪，二是要人为地促使排便，可以试试腹部按摩和腰部按摩的方法。

护理员要根据老人的身体状况，了解老人如厕时间，老人有腰痛的要问候老人是否需要在坐便器上放置靠枕。

对已患便秘的老人，应增加食物纤维膳食调配，还要适当地运动，便秘严重的老人，遵照医生意见服用泻药或中药汤剂治疗。

护理要项——

排便前的准备：

因大便的时间过长，容易使老人身体疲劳，尤其是腰部，放靠枕在腰部能减轻腰部臀部的压力。

按摩促使排便：

① 腹部按摩让老人蹲坐在坐便上，挺直身体，双手重叠轻轻按摩小腹部位（气海）顺势转动36~40下，逆势转动36~40下。

② 在坐便上挺直后背将双手掌分别放在腰部两侧，上下摩擦30~50次。

由于便秘蹲坐时间过长，老人准备站立时提示要格外小心，会出现头晕、脚麻等现象，站立前身体微微往前移动一下，利用L形扶手的竖扶手慢慢平稳地站起。

小提示：

长期便秘的老人要多食用高纤维素食物，如白菜、菠菜、芹菜、油菜、苹果、香蕉、火龙果等新鲜蔬菜能补充体内所需的多种维生素和无机盐，多食果蔬更有清痰、去火、通便的功效。

在寒冷的季节，一定要保持厕所内的温度，如果排便在低温条件下，会使人体血管收缩，血流不畅，大便时肛门容易瘀血。

第三节　自理如厕、护理如厕

情景（101）　借助扶手自理脱裤与护理脱裤

独立完成脱裤如厕。

护理员帮助完成脱裤如厕。

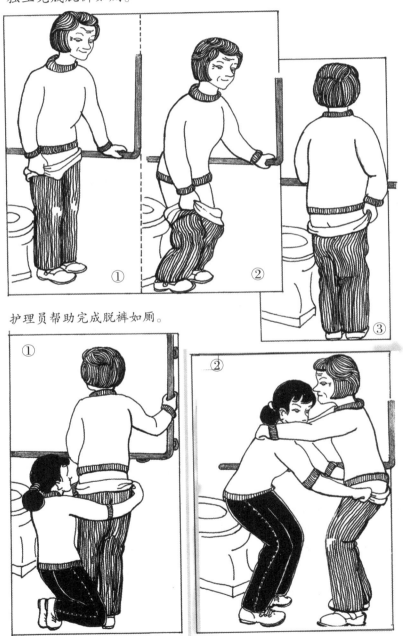

情景分析

半自理老人在护理员的劝诱和帮助下，白天要尽可能地去厕所排便，厕所内可保护个人的隐私，更能自在、放松地排便。要为老人在厕所内坐便器旁安装 L 形扶手，不但可减轻护理员的工作量，还可增强老人的自理能力，对不能完成的脱裤动作，护理员会及时帮助解决。

护理要项——

独立完成脱裤如厕：

① 首先老人要安全移动到坐便器前，臀部正向对着坐便器，靠扶手侧的手把住扶手，保持平稳站立姿势。

② 握住扶手，另一侧手左右反复换着脱裤子同时双腿弯曲，慢慢下蹲保持平稳，臀部向后，将裤子脱到小腿弯处后，安稳地坐在坐便器上。

③ 有偏瘫的老人，可面向墙壁用肩膀或肘部靠在墙壁上再用健侧的手脱下裤子后，健侧的腿转正站姿，安稳地坐在坐便器上再将患侧的腿脚摆正。

在护理员的帮助下完成脱裤动作：

① 让老人用健侧的手紧握扶手，护理员蹲在老人的身后脱下老人的裤子。

② 上肢不够灵活的老人，用侧臀部靠着扶手，将双手搭在护理员的肩膀上，护理员帮助老人站在坐便正前方背对坐便，然后从正面为老人脱下裤子。

小提示：

身体不便的老人不喜欢上厕所是有原因的，就是脱穿裤子太过麻烦，因此要为老人穿有松紧带的外裤，减轻老人的负面情绪。说服老人，虽然是简单的脱穿动作却对身体的各部位起着舒展康复的作用。

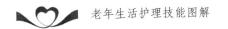

老年生活护理技能图解

情景（102） 自理、安稳地坐在坐便上准备如厕

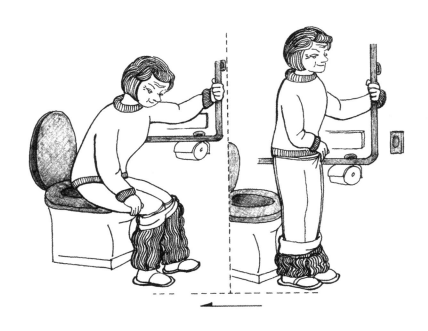

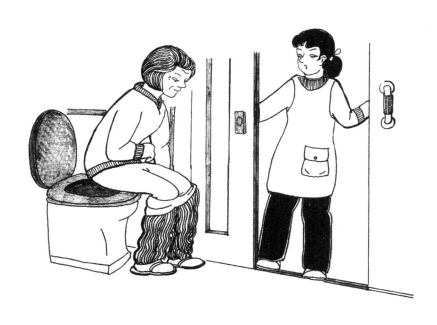

情景分析

顺利脱去裤子接下来就是蹲坐在便池上，说到蹲坐最怕出现腰痛，特别是对老年人来说更是如此，几乎都体验过程度不同的腰痛滋味，这也是老年人抵触去如厕的原因之一。

总之下蹲时不宜太快，突然急促下蹲会引起血压急剧上升，导致心率加快，心肌梗死，有时还会引起鼻子大量出血，因此护理老人去如厕的时间要尽量提早 3~5 分钟，使准备的时间更充裕，进入厕所内一切动作都要慢而稳。

护理要项——

独立完成脱裤动作：

一侧手把握住竖扶手，另一侧手左右脱下裤腰部分，裤子要脱到膝盖以下，使双腿便于移动。双脚微微分开，以保持身体平衡，微低头弯腰平稳坐下。缓慢坐在坐便上的同时，把握住扶手侧的手顺着扶手自然向下移动（在没有坐稳前不得离开扶手），整体动作不宜过快，以免头晕等症状出现。

护理员在关上厕所门前要说些"如有需要请及时按铃，我在门外等着"等让老人有安全感的语言。

小提示：

虽然厕所内温度与房间的温度相同，老人坐在坐便器上也会感觉很凉，因此要套上坐便套，老人坐稳后把裤子往上提一下（提到膝盖处即可），还可以配上多功能坐便盖，既有调节坐便坐处的温度，还有自动喷头帮助清洗肛门、阴部，会自动放出暖风吹干等功能。

情景（103） 从轮椅上自理移动到坐便位置

及从轮椅上护理移动到坐便位置

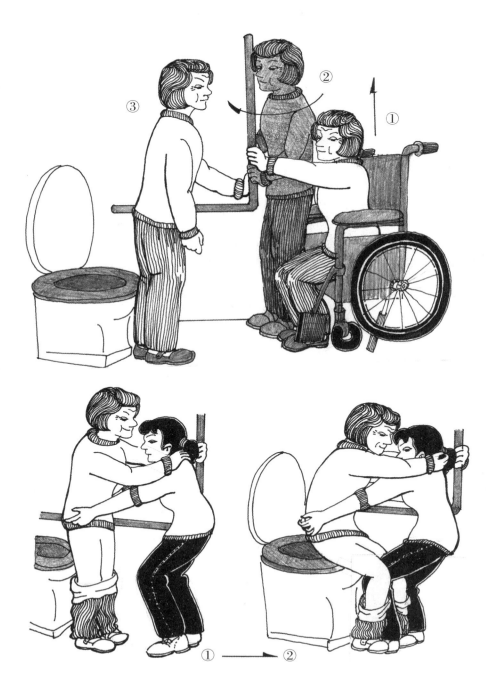

情景分析

一般的居家厕所面积不具有移动轮椅进出的空间，因此厕所内的扶手安装要考虑到能让老人从厕所门处就可触摸到厕所内墙的扶手。

要标记轮椅在厕所出入口的位置，确认轮椅保持停稳，刹车状态下才可开始让老人从轮椅上先站稳再开始移动到厕所内。劝导老人尽可能用健侧完成力所能及的如厕前准备动作，完成不了的千万不可勉强，由护理员帮助完成。

护理要项——

从轮椅上移动到坐便位置的动作：

首先确认轮椅是否停在准确位置（手能把握到厕所内的扶手为标准位置），扳动手动刹车，抬起脚踏板，握住厕所门内扶手，从轮椅中站起，双脚交替转身，使臀部朝向坐便器方向，站立时不宜过猛，转身时不可过快。手移动到横扶手之后，慢慢地向坐便方向挪动，确认到位后自理如厕。

由护理员帮助完成脱裤，安稳地坐在坐便上的动作：

① 让老人用健侧的手握住竖扶手，另一侧的手搭在护理员的肩上，护理员面向老人，帮助老人脱去裤子后，双手扶住老人的腰部。

② 护理员一侧腿放在老人双腿中间略微前倾屈膝就势将老人安稳端坐在坐便上，确认坐稳后再叮嘱老人松开把握扶手的手。

小提示：

当老人自理坐轮椅如厕时，护理员不可把轮椅挪开，进出厕所护理时，先将轮椅折叠后靠近在原位墙边，待护理工作做完离开厕所时再将轮椅打开恢复原位刹住车闸，以方便老人如厕后，能顺利回坐到轮椅上。

情景（104） 排便后自理清洁及护理清洁到站立

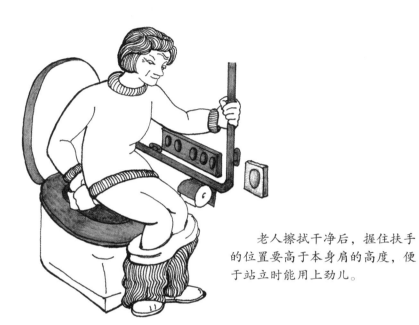

老人擦拭干净后，握住扶手的位置要高于本身肩的高度，便于站立时能用上劲儿。

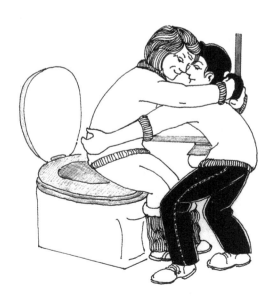

为安全起见，护理人员为老人提好裤子前，老人不可以松开扶手。

情景分析

排便后卫生纸的正确用法：通常老人在擦拭臀部时会习惯性地抽出一大把手纸，简单揉一揉就擦，这是我们不提倡的。正确的使用手纸擦拭方法是抽出 30 厘米左右的手纸折叠三层，由前往后为基本动作，用力不宜过大，擦拭后，用湿巾再清擦一下即可。

随着科学技术的发展，生活越来越自动化，现在电器商场出售一种在坐便上安装的自动净洗器。用卫生纸擦拭后按下旁边的按钮，就会自动喷出温水冲洗臀部和阴部。冲洗后再按吹干按钮，就可自动吹干，虽然自动喷水器使用方便，但每次不宜冲洗时间过长，对于不能自理清洗的老人还是由护理员人工清洗为最好。每次大便后务必清洗。

护理要项——

排便后独立完成擦拭，穿裤：

① 握紧扶手，身体略微往前倾斜移动，为方便擦拭给手留出一定的活动空间。

② 身体前倾时双脚要前后叉开，重心平稳后微微抬起臀部。

③ 由前往后擦拭干净后，握住扶手（握扶手的位置要高于本身肩的高度）准备站立，同时另一侧的手握住裤腰部位顺势提起并穿上裤子（脏手纸要扔进纸篓里，不可扔到便池内）。

在护理员护理下完成擦拭，穿裤：

① 老人用健侧的手握住扶手，另一侧手搭在护理员的肩背上，弯腰，身体前倾，护理员一侧手扶住老人的腰部，另一侧手由前至后为老人擦拭臀部。

② 擦净后，护理员双腿支撑着老人的双腿，双手臂抱住老人的腰抬起臀部，两人共同协力，完成站立。

③ 站立后，护理员先确认老人是否站稳，再开始穿裤子，为安全起见，当护理员帮助完全穿好裤子后，老人才可松开扶手。

```
```

第四节　根据身体状况合理使用移动式坐便

情景（105）　移动式坐便放置环境及配套用品

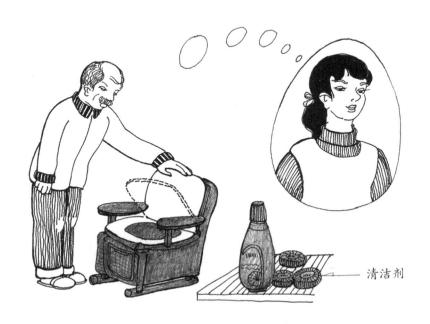

清洁剂

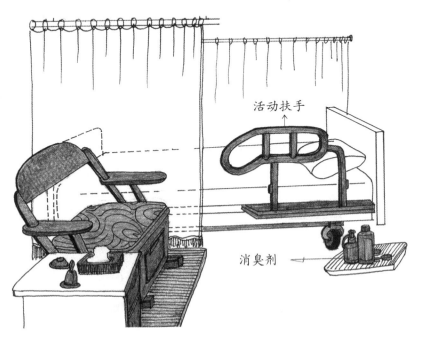

活动扶手

消臭剂

情景分析

随着生活水平的提高,专业的设计者已把过去的尿盆改进为移动式坐便。设计的科学合理使用时既方便又舒适,打扫起来更便捷,已有许多医院、养老机构、社区、居家开始使用,为身体不便的老人提供了方便,同时也能减轻护士、护理人员的工作负担。居家生活的老人更适合使用移动式坐便,可根据老人的身体状况和家庭环境选购适合老人的移动式坐便。

护理要项——

使用移动式坐便时需要配套设施和生活用品:

① 带有扶手的辅助用床,或者在家用床上安装活动扶手。

② 靠近移动式坐便处放置小型移动柜台。

③ 移动柜台上放有手纸、手铃、呼叫器。

④ 移动式坐便周围垫上防滑脚踏垫或小型地毯。

⑤ 消臭剂、清洁剂是必不可少的。

⑥ 在移动式坐便附近要设置屏风、隔断或隔帘。

⑦ 选择通风条件良好的房间。

小提示:

白天老人排便后可按呼叫铃或摇动手铃,召唤护理人员将移动坐便挪动到室外厕所去清理洗刷。

夜间护理员在老人排泄后及时喷上清洁剂,并将坐便盖盖好,以免影响室内空气,难闻的气味会使老人难以继续入睡。

半自理老人白天尽量由护理员帮助去卫生间如厕,对康复身体机能有促进作用。

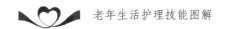

情景（106）　如何护理使用移动式坐便

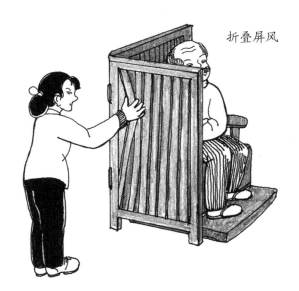

折叠屏风

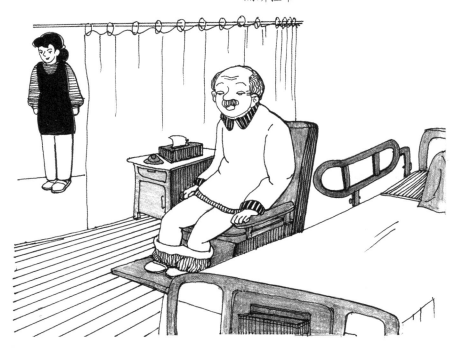

隔断挂帘

情景分析

移动式坐便的功能、种类很多，要根据老人的身体状况及室内环境选择使用。使用时还要确定其稳定性、安全性等，如放在床边最方便，放置在墙边最安全。为给老人留有如厕的空间，还要设置简易隔断、屏风等，这样才会使老人在排便前紧张的心情放松，减轻老人对排便的抵触情绪。

护理员做好一切准备工作后，要在屏风或隔断外耐心等待，过 1 分钟左右还要问候一下（大便时过 3 分钟左右）。

护理要项——

下列状况可考虑为老人选择使用移动式坐便：

① 白天使用厕所，夜间不易走动的老人。

② 去厕所的通道狭窄，行动时需用坐轮椅的老人。

③ 夜间不想麻烦护理员或亲人的老人（能自理）。

④ 患有慢性肠道疾病，在厕所护理又不方便的老人。

老人使用移动式坐便护理员应该注意：

① 注意观察老人排便的时间，排便时间不宜过长，3 分钟左右要问候一下"怎么样？""好了吗？""可以了吗？"等用语。

② 注意任何老人在室内排便都会有抵触情绪。为了能让老人排便顺畅和不受拘谨，护理员要主动先告知老人"我先出去，就在外面，有事请摇铃叫我呀！"之后立刻离开房间，在门外等候。

> **小提示：**
>
> 老人排便时，护理员离开老人房间之前，要确认是否放好消臭剂、空气清洁剂，确认手纸是否放在老人能触摸到的地方，确认手铃是否放在老人身边。

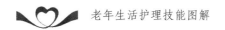

情景（107）　常用移动式坐便的种类及功能

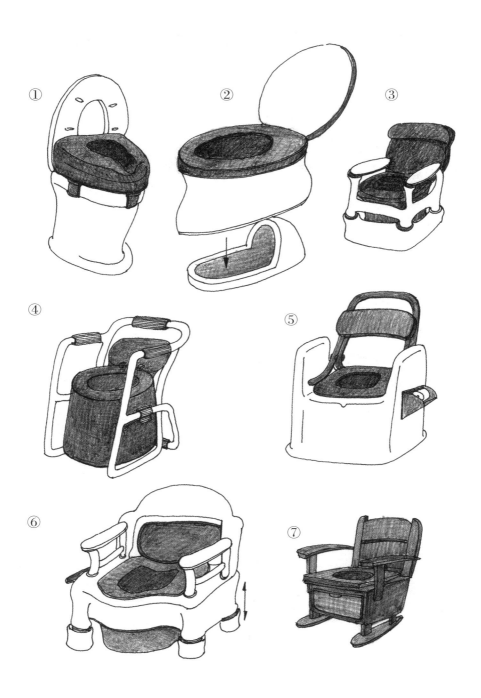

情景分析

移动式坐便的功能，给现代生活中的老人带来便利，在使用时要根据老人身体机能来选择，同时还要考虑室内的环境适合安放哪种移动坐便。介绍几种不同种类的移动型坐便。

移动式坐便种类说明：

① 可增高式坐便垫：在普通坐便上放置增高垫，给下蹲困难的老人带来方便。

② 坐便罩式：适用于厕所是蹲便，又有老人的家庭使用，老人如厕时盖上座便罩即可使用。

③ 轻而小巧式坐便：适合女性老人居家使用（体重超过 60kg 的人不宜使用）。

④ 扶手架可移动式坐便：护理老人清洁时，将扶手架转到老人正前方，辅助老人安稳站起。撤走坐便桶，便于护理员为老人清洁穿裤。

⑤ 多用分体式坐便：如厕后将排泄物清理掉，盖上简易盖，还可当椅子用。

⑥ 手动可调节式坐便：膝关节弯曲困难的老人，可根据身高调节到最佳位置。

⑦ 抽匣式靠椅坐便：整体比较重，在室内不易挪动。如厕后可抽出抽匣，拿出内桶进行洗刷（护理员不在时，可放分解除菌剂再连续使用）。

小提示：

充分处理好移动式坐便的内囊清洗，保持室内卫生，注意移动式坐便的安稳放置对老人安心如厕是非常重要的。

情景（108）　自理使用移动式坐便

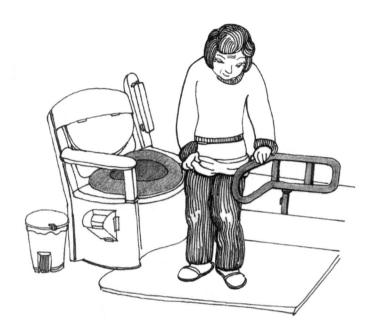

先将一侧手扶住床上的活动扶手缓慢站起。

站稳后转过身，臀部位转向坐便，两脚靠近。

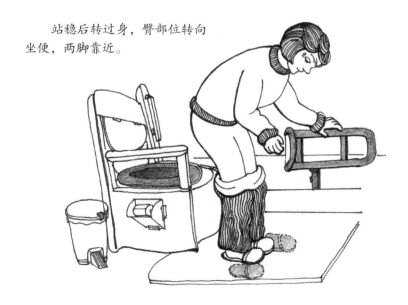

情景分析

在房间内使用移动式坐便与在卫生间内使用坐便排泄基本动作是相同的，只是所在的环境不同。

老人独立使用时，护理员要提前将周围辅助用品布置好，给老人设置一处方便、舒适的如厕环境，配套用品可直接放在床边或床头上等老人能拿到的地方，垃圾桶也要放在坐便的侧下方，拉好隔帘或设置隔断后，护理员才可离开房间。

独立使用移动式坐便说明：

① 老人一侧手扶住床上的扶手，站立起来，另一侧手先将坐便盖子打开，再左右脱下裤子（站立前先将裤腰带解开，把裤子脱到臀部），为保持平稳站立要将裤子脱到膝关节处。

② 手不要离开扶手，身体背向坐便方移动，使臀部朝向坐便，缓慢坐下，坐下后为便于活动将脱到脚腕处的裤子提到膝关节上方，免得着凉。

③ 排便结束后，臀部微微向前移动，用手纸（折叠和手一样大小形状即可）由前至后擦拭污物，再用湿巾擦一遍。站起时一定要借助扶手慢慢站起，双脚分叉开保持平衡，站稳后双手提起裤子穿好。

小提示：

从坐便上站起时跟坐下时同样存在失去重心而摔倒的危险，因此要注意弯腰时上身前倾、双脚分叉开等动作的重要性。

使用过的手纸、湿巾一定要放到垃圾桶里，尽量不随地乱扔，也不可扔在移动式坐便内桶里，以免给护理员在清洗时带来不必要的麻烦。

情景（109） 如何护理老人使用移动式坐便

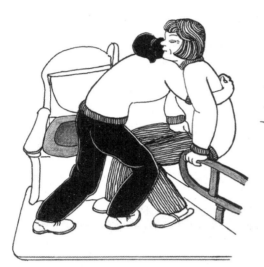

老人健侧的手握住床扶手，作为支撑点配合护理员站立起身。

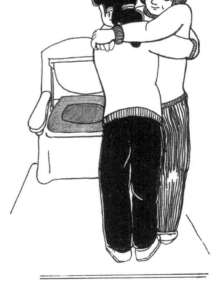

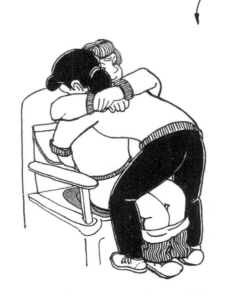

待老人安稳地坐在坐便上后，再将其双臂放下。

情景分析

对需要护理排便的老人，护理员要特别注意老人的情绪变化，因是近距离的排便护理，老人怕有异味影响室内空气，又怕身边的人嫌弃等复杂的想法会使老人抵触对方接近。此时护理员不能有嫌弃异味的动作，也不能有讨厌老人脏的表情，要问候老人在先，护理行动在后。另外熟练地掌握护理老人如厕技巧，对减轻老人的心理负担会起着很大作用。

护理要项——

需要护理员帮助的情况下使用移动式坐便：

① 老人保持在床边坐稳，健侧的手握住横扶手作为支撑点，护理员双手通过老人的腋下，扶住肩胛骨处，双腿卡住老人的双腿膝关节处，托起老人向上抬起，找好中心点顺势将老人的身体转向坐便方向，同时老人健侧的手借助扶手支撑点配合护理员站立起身。

② 老人身体背朝移动坐便后，双手臂搭在护理员的肩上站稳，护理员双手迅速脱去老人裤子，将老人扶坐在移动式坐便上。

③ 排便结束后，双手扶住老人稍微向前移动，由前至后擦拭，再用湿巾擦净，或用温水清洗。将用过的手纸、湿巾扔到垃圾桶内，将坐便盖子盖好，扶住老人站起穿好裤子。

确认老人在床边坐稳后，护理员要马上收拾坐便的脏物，喷上清洁剂，保持室内空气清新。

小提示：

护理老人如厕时，准备工作要周全，防止出现重复动作，如扶起老人帮助其坐在坐便上时发现没有打开坐便盖，或忘记给老人脱掉内裤等都会产生重复动作而耽误了最佳排便时间。

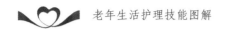
第五节　卧床老人如何使用手提式便器

情景（110）　　使用手提式便器的配套物品、腰部保健操

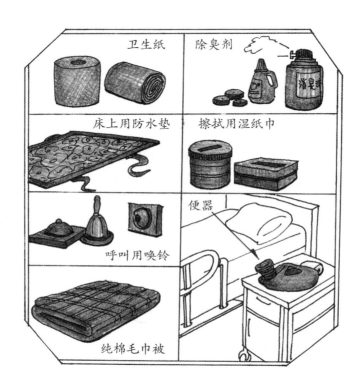

卫生纸　　除臭剂

床上用防水垫　　擦拭用湿纸巾

呼叫用唤铃

便器

纯棉毛巾被

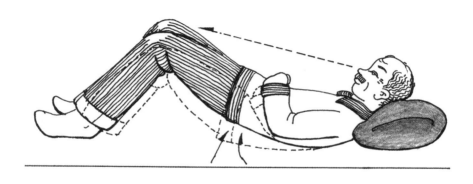

情景分析

对于下床较困难，长期卧床的老人来说，去厕所或使用移动式坐便都是不现实的，因此选择使用携带便器（男性用、女性用），首先尽量引导老人自理使用便器。

使用便器时配套用品是必须准备的，为防止老人自理排便功能减退，每日要提示老人早晚做 5 分钟腰部、臀部、腹部等上下活动的保健操，以增进排便功能，对预防腰痛、压疮等都有显著作用。

护理要项——

使用便器排便时需要准备以下物品：

① 厕所用手纸。　② 床上用防水垫。

③ 呼叫用按铃。　④ 盖在身上的毛巾被。

⑤ 消毒剂、清洁剂。　⑥ 擦拭用湿巾纸。

⑦ 男、女用便器 。　⑧ 床头柜（便器不宜放在床底下，应放在床头柜上，使老人能及时拿到）

腰部保健操动作要领：

① 早上起来穿好衣裤后，双腿弯曲，颈部枕上略高一点的枕垫。

② 以双脚和肩背部作为支撑点，慢慢抬起臀部坚持 5~10 秒再落下，以此类推反复做几十次。

③ 臀部抬起时，眼睛同时目视前方（每日早起、饭前、晚饭后各做 1 次，睡觉前穿着睡衣也可以做，可帮助老人保持良好的睡眠）。

小提示：

对正在腰痛的老人，不可勉强做保健操，有关节炎、压疮疾病的老人要从少到多，一点点地开始做起。

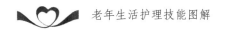

情景（111） 做好腹部保健运动预防尿失禁

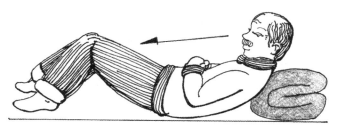

背靠靠枕和被褥，双眼看着自己的双腿 20 秒。

在护理床上做深呼吸运动，将
床垫升高到 30°。

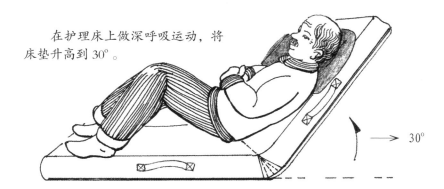

→ 30°

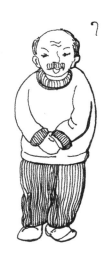

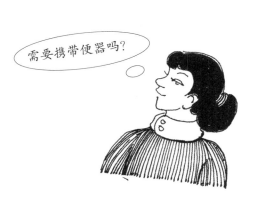

需要携带便器吗？

情景分析

老人经常在排泄前就有尿失禁、便失禁的现象，说明老人膀胱周边肌肉已松弛，因此要提醒老人做轻微的运动和锻炼，如腹部保健操每隔两三个小时便可做一次，或者在排尿、排便前提示老人忍耐10~20秒，也有利于腹部的肌肉锻炼。另外平日里练习收缩尿道及提肛的运动，都能增强膀胱和尿道括约肌的收缩力。

护理要项——

防止腹部肌肉松弛的保健操：

① 躺在床上，后背放上折叠好的靠被，抬腿屈膝，双眼看着自己的大腿20秒，保持双膝不动，抬头仰视，反复做10次。

② 任何姿势（例如，在护理床上，升起床垫30°）都可结合深呼吸做收缩尿道口、提肛运动。首先深吸气，慢慢收缩尿道口和肛门，使尿道口紧闭，肛门往上提，屏气5秒钟，然后呼气同时缓慢放松尿道口和肛门，每次连续收缩、放松5~10次，每日训练3次。

预防排尿、便失禁：

白天按照老人的习惯排便时刻表，提前告知老人如厕，在达到补水量供给之外，严格控制饮水和其他饮料，夜间老人会因种种理由，养成憋尿的不良习惯，久而久之，会产生拒绝排尿，尿失禁，护理员要注意观察，及时与老人沟通，耐心细致地为老人选择最佳排便、排尿的方式，例如，可提示老人用携带便器。

情景（112） 引导自理排尿——男性便器使用方法

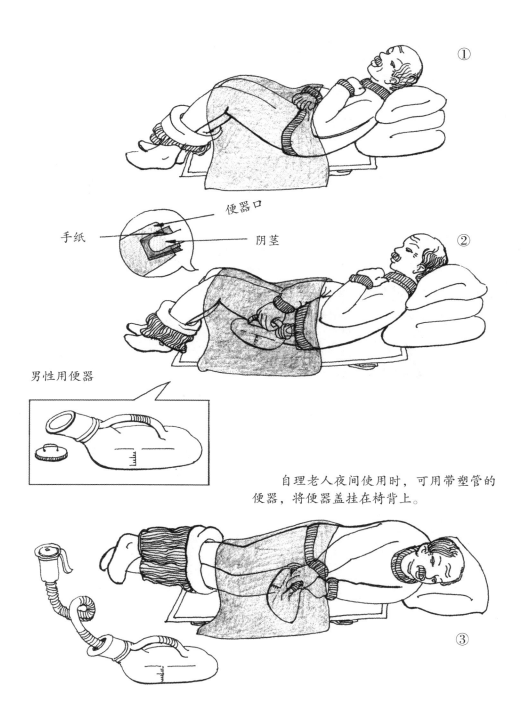

①

便器口

手纸

阴茎

②

男性用便器

自理老人夜间使用时，可用带塑管的
便器，将便器盖挂在椅背上。

③

情景分析

男性卧床老人尽量自主使用便器排尿，这样既防止腹部肌肉的衰竭，同时预防压疮滋生，还可增强排尿意识。对健康的老人（尤其是男性）在冬季夜间时有尿也不愿起来去排尿，等到不得不排时已经排不出，考虑到这几点，护理员要积极培养老人在室内使用便器处理排尿的习惯，以避免发生急性尿潴留。

护理要项——

使用便器排尿所需准备的工作：

给卧床老人首先左右翻身将防水布垫在老人身体下，然后把便器放到老人身旁能拿到的地方。

男性用便器的使用方法：

① 脱去裤子，脱到脚脖处，使双腿能自由伸屈，保持双膝弯曲支起双腿，臀部略微抬起将上衣往胸部卷起。

② 在便器边沿处垫上折好的卫生纸如情景112所示，将阴茎伸入便器内，开始排尿。

③ 男性卧床老人能侧身状态使用便器排尿是最佳选择，侧身排尿会使身体较为安定同时心情也会放松。

排尿后，暂时把便器放回原处，先用手纸将阴茎残留尿擦拭干净，穿好裤子再按铃呼唤护理员把便器拿到卫生间立即清洗，尽量不在夜间清洗便器，护理员或老人要把便器口盖好盖子。

> **小提示：**
>
> 老人卧床排尿时的室内温度保持在22~25℃，一定要盖好毛巾，切勿使下腹部、腰腿部位着凉，要重视会阴部的保暖。使用便器前要少放些水，以便清洗，还可以稀释气味。

情景（113） 引导自理排尿——女性便器使用方法

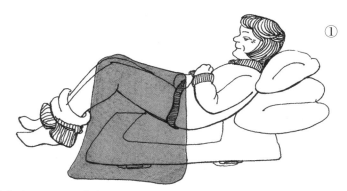

①

脱去下装到脚脖的位置，卷起上衣下端。

②

用折好的两三层的卫生纸垫在臀部下。

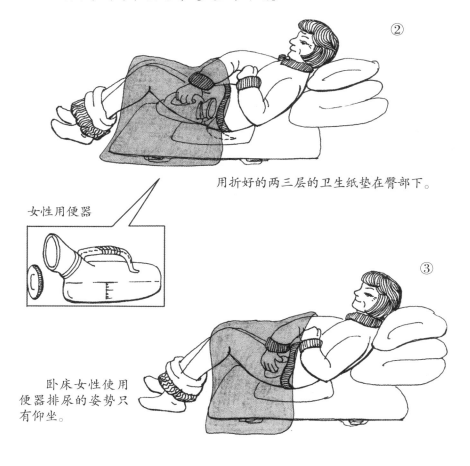

女性用便器

③

卧床女性使用便器排尿的姿势只有仰坐。

情景分析

女性卧床老人容易出现有尿而没有排尿感，排尿困难和尿失禁的原因，首先是随着年龄的逐渐增长，一种原因是老人的骨盆肌肉支持结构发生退化，还有一种原因是肥胖引起腹内压力过高而使排尿困难，尿失禁的发生率增加，特别是上年纪的女性更容易发生尿急、尿频、排尿困难、尿失禁等症状。因此养成自理使用便器排尿习惯，既给自己的日常生活带来方便，又解除了心理负担，更能逐渐恢复自理控制排尿能力。

护理要项——

女性使用便器排尿方法：

由于男性和女性生理上的区别，使用的便器在设计上也是有区别的，女性在仰卧排尿时尿流会流向肛门处，因此在臀部要垫上手纸。

① 垫好防水布，脱去下装到脚脖的位置，卷起衣服的下摆，双腿弯曲支起，女性后背的靠枕要比男性高。

② 便器对准尿道口，用折好两三层的长方形卫生纸垫在臀部下。

③ 由于生理上的区别，女性最佳使用便器排尿姿势只有仰坐，排尿后仔细擦拭阴部到肛门部位（由前到后），为保持清洁，用湿毛巾或湿纸巾再擦一遍。

用过的手纸、湿巾纸和垫在臀部下方的手纸一起卷好扔进垃圾桶里，穿好裤子重新盖好毛巾被、被子，然后再按呼叫器等候护理员收拾干净。

小提示：

女性也同样要注意使用便器排尿时，一定要盖好被子，以免着凉感冒，女性使用便器排尿，若身体状况允许尽量与便器保持 45° 角为最佳。

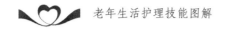

情景（114） 如何护理卧床老人使用便器排泄

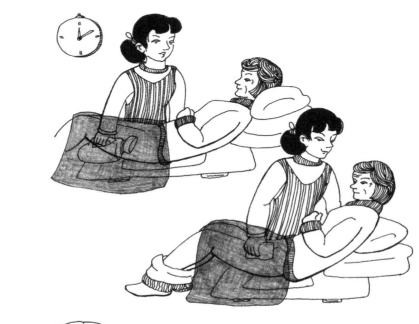

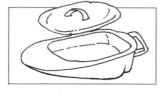

插入式便器

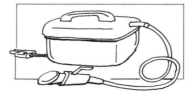

自动采尿式便器

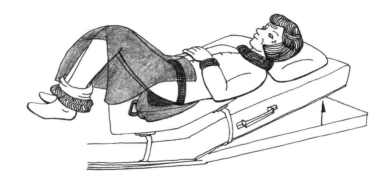

情景分析

　　长期卧床的老人生活环境、范围非常有限，因此护理员的护理工作比较集中，对老人的日常起居，生活照料更要细心合理安排，每日从早上起床开始就应详细记录老人的排便时间及排尿、便的质量，尽快掌握老人的排便周期，了解排便的规律，养成良好的排便习惯，护理员要为老人选择适合本人的便器。

护理要项——

为长期卧床的老人设立排便记录：

　　每日早上开始在第一时间使用便器排便后（大小便），护理员要马上记录排便时间，尿、便的质量，大便颜色及软硬程度。坚持记录两周就可掌握老人的排泄时间规律，之后按照老人的排便规律和状况安排老人的作息时间及饮食调配。

蹲坐式（插入式）便器的使用方法：

　　对于起床困难的老人可以考虑使用插入式便器，让老人将双腿膝盖抬高弯曲，毛巾被盖到腰部以下，垫上防水垫，在防水垫上与臀部间放入"插入式"便器，背后要放上靠枕（辅助用床要将一侧床位升高）使老人保持半坐状态。

　　因长期卧床会有排尿困难的状况出现，还可选择使用自动采尿器帮助老人顺利排尿。

小提示：

　　为保持排尿顺畅，平时在排尿时可做间断排尿训练，小便的间隔时间不宜太长，每次排尿时有意中断1~2次，每次3~5秒钟。

第六节　尿不湿的功能与使用范围
情景（115）　尿不湿的种类

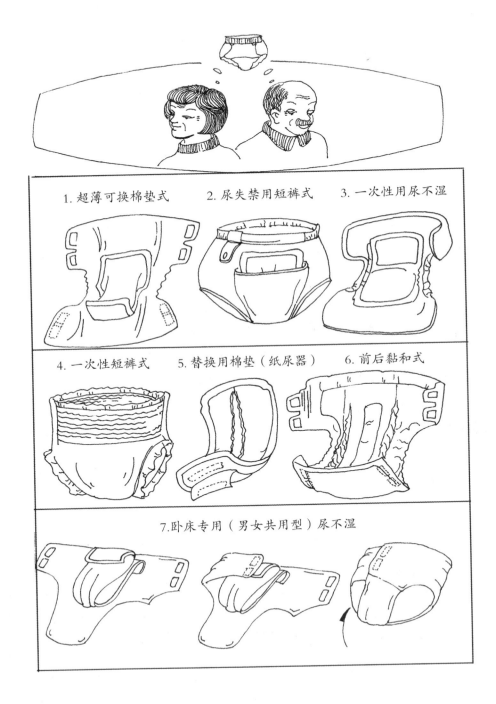

1. 超薄可换棉垫式　　2. 尿失禁用短裤式　　3. 一次性用尿不湿

4. 一次性短裤式　　5. 替换用棉垫（纸尿器）　　6. 前后黏和式

7. 卧床专用（男女共用型）尿不湿

情景分析

近年来专为老人制作的尿不湿已经在市场上有出售了,老人在尿急、尿频、尿量多、尿失禁的情况下选择使用尿不湿会起到关键性作用。

使用尿不湿的老人多半是在夜间睡眠状态下,怕尿到床上的被褥或是不愿意起夜、尿失禁等,夜间选择使用尿不湿会给护理人员减轻工作负担,也能使睡眠质量得到保障。

白天尽量劝导能自理、半自理老人去卫生间如厕,或使用便器排尿减少使用尿不湿的次数,以增加自控排尿能力,减少患压疮的可能性。

护理技巧——

因人而异选择使用尿不湿:

① 对尿量少、尿失禁的老人,一般在老人的内裤中垫上可替换用的棉垫即可。

② 对能自控排尿但行动不便的老人,我们建议用短裤型尿不湿,夜间在短裤型尿不湿中增加或更换棉垫即可。

夜间尿量较多的状况下,劝导老人尽量使用移动式坐便,避免长期依赖使用尿不湿会引起压疮疾病。还可考虑使用黏合型尿不湿(垫上容量较厚的棉垫)。

小提示:

避免给老人长期使用尿不湿,经常依赖尿不湿的老人会渐渐失去尿意、便意。根据老人的身体状况,遵循医生叮嘱,再决定是否可以使用尿不湿以及使用的时间。

情景（116） 合理使用尿不湿

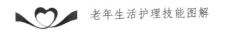

①

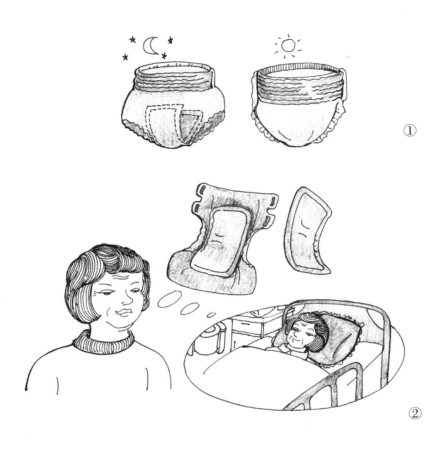

②

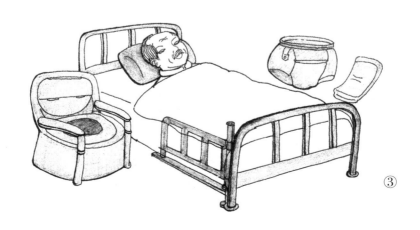

③

情景分析

对身体不能自理的老人，长期卧床却还有自我排尿意识的，护理员一定劝导老人尽量使用便器，避免皮肤与尿不湿接触时间过长而导致滋生压疮。

在夜间有轻度尿失禁的老人，不想影响护理员或亲人的休息可在短裤式尿不湿中垫上棉垫。

夜间尿量较多，自控能力又比较强的老人尽量选择使用便器（夜壶）。如不便起身，再考虑使用吸水量较多的黏合型尿不湿，同时垫上较厚的棉垫。总之能继续使用尿壶（便器）的尽量使用，尿不湿越少使用越好。

护理要项——

尿不湿的使用及选择：

① 短裤型尿不湿，像普通的短内裤一样分大、中、小号，白天、夜间使用的也是有区别的。有既超薄又能多吸水的尿不湿，很适合老年外出活动时使用。

② 前后黏合型尿不湿，前后都用魔术贴黏合在穿戴和更换时比较方便，适合不外出活动的老人和活动量少长期卧床的老人使用。

③ 失禁用棉垫，对有轻微尿失禁的老人，可把棉垫直接垫在短内裤上，几乎没有不舒服感，但对尿失禁严重的老人，可把棉垫垫在尿不湿中，起到增加吸水的辅助作用。

小提示：

到了夜间，老人经常因失眠引起排尿次数增多而感到不安，护理员要耐心帮助咨询医生，积极治疗，尽快解除心理障碍。

情景（117） 护理卧床老人更换尿不湿前的准备之一

更换尿不湿时准备的物品。

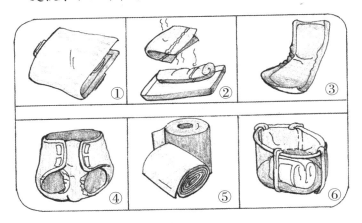

更换尿不湿为老人做体位转换操。

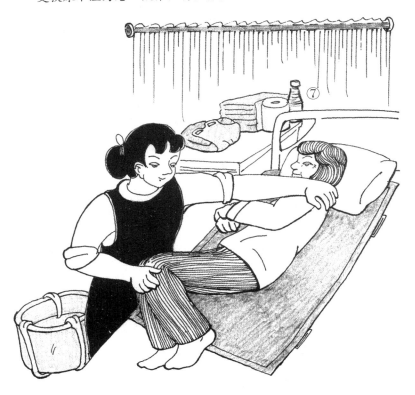

情景分析

对不能自理更换尿不湿的老人在就寝前、起床后、日常排便时都需要护理员的帮助，因此护理员不但要掌握更换尿不湿的护理技巧还要掌握相关的护理常识，例如，更换尿不湿时所需的配套用品、室内环境、室内温度以及老人的精神慰藉。

配套用品要提前放在室内床头柜前，更换时可随即拿到，更换尿不湿前最好为老人做 5 分钟体位更换操，轻微活动一下。

护理要项——

更换尿不湿需要准备下列物品：

① 防水垫（铺垫在腰部以下）。

② 热湿毛巾两块，干毛巾一块（擦拭下身用）。

③ 替换用棉垫（尿量过多时备用）。

④ 尿不湿（根据老人自身体形选择大、中、小号）。

⑤ 厕所用手纸（擦拭污物用）。

⑥ 专用垃圾袋（装脏尿不湿用）。

⑦ 清洗用温水瓶（瓶口要细，排便后清洗用）。

室内环境要求、注意事项：

室内温度保持在 23~25℃，不能让老人感觉到冷，否则容易感冒。护理员的手不宜过凉，以免触摸到老人皮肤时会使老人有抵触情绪（为老人更换尿不湿期间老人的下半身露出，所以要设置隔帘或是屏风消除老人的紧张、害羞的情绪，更换后盖好毛巾被）。

小提示：

排尿、排便记录表最好放在老人床头柜的抽屉里或者挂在明显位置，以免丢失。准备好的配套用品要按使用顺序摆放好，会缩短更换尿不湿的时间。

情景（118）　护理卧床老人更换尿不湿前的准备之二

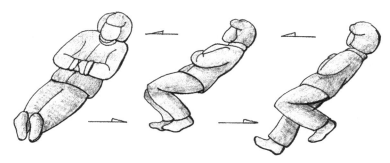

由仰卧开始向左右做体位转换。

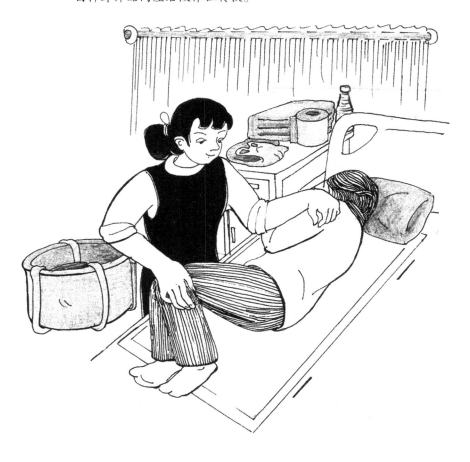

情景分析

不能自理的老人，因活动量减少而造成肌肉萎缩，严重影响老人的身体健康，长期卧床的生活还会使多种疾病滋生，尤其是压疮，因此护理员要借助每日更换尿不湿的时间提前为老人做简单的体位变换操，轻微的活动有助于老人身体增加热量，肌肉舒展，放松心情。

做体位变换操时间不宜过长，要根据老人的身体状况掌握好运动时间再开始更换尿不湿。

护理要项——

适度地为老人做体位变换操：

① 首先问候老人以分散要换尿不湿的紧张情绪，老人保持仰卧姿势。护理员的一侧手把住老人身体外侧的肩的上部，另一侧手把住老人同侧的膝盖处。

② 把稳老人的肩、膝两处位置后，轻微向里侧转身，为老人转身同时双膝弯曲，使老人由仰卧转变成侧卧姿势。

③ 让老人保持 5 秒屈膝侧卧姿势后，护理员继续为老人做重复动作向相反方向做体位变换（注意不可直接转向另一方）。

要转向另一方，先回到原位缓冲一下（恢复仰卧姿势），为保持转身平稳，回到原位后老人的一侧腿伸直，一侧腿保持弯曲。

小提示：

做体位变换运动时不可脱衣服，运动后再按照仰卧姿势脱去下装的动作〔参见第一章情景（7）〕，将裤子脱到脚脖处，最好穿着袜子盖上毛巾被，以保持下肢体温。

情景（119） 护理更换尿不湿的顺序之一

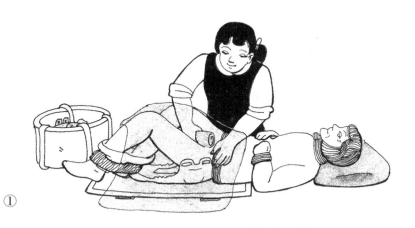

①

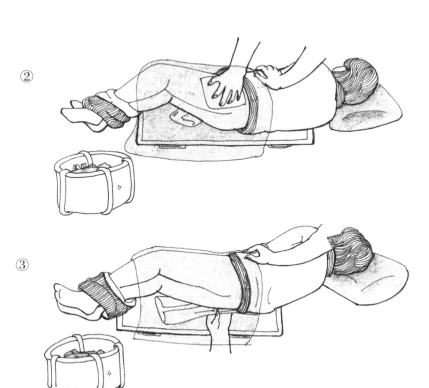

②

③

情景分析

更换尿不湿前要确认准备的配套用品是否摆在台面上，随时都可以准确拿到。最重要的是要观察老人的身体是否正常。由于长期卧床的老人身体较弱，时常都有发生头晕、头昏、早醒失眠、水肿、晨僵、晨饥饿心慌等症状，护理员要第一时间与老人的主治医生取得联系，根据医嘱才可正常进行生活护理，切不可自行主张处理上述异常症状，有以上症状的老人更不能做体位变换动作，以免发生意外。

护理要项——

更换尿不湿的顺序：

① 保持仰卧状态，护理员为老人脱去下装到脚脖位置，示意老人抬起双腿弯曲膝盖，双腿略微分开，揭开尿不湿，轻微按摩一下腹部，用手纸将残留尿或大便轻轻擦拭（由前至后），将脏面手纸折叠在里面，盖在尿不湿污物上面，用热湿毛巾再擦拭一遍（由阴部到肛门），再用干毛巾擦干［男女阴部擦拭具体顺序请参见第六章情景（144）、情景（145）］。

② 将老人身体变换侧卧状态，卷起脏尿不湿抽出扔进准备好的垃圾袋里，再拿一块新热湿毛巾擦拭臀部及周围，稍等片刻风干。

③ 观察老人皮肤是否带有湿疹、压疮等皮肤疾病，没有异常情况下再把干净的尿不湿折成一半，放在老人的臀部下。（下转第 247 页）

小提示：

卷起脏尿不湿时，一定要把用过的脏手纸一同卷在里面，按原位封好，切不可分开扔，以免污物粘到其他地方。另外，不可与脏衣服放在一起，避免同衣服一起清洗。

情景（120）　护理更换尿不湿的顺序之二

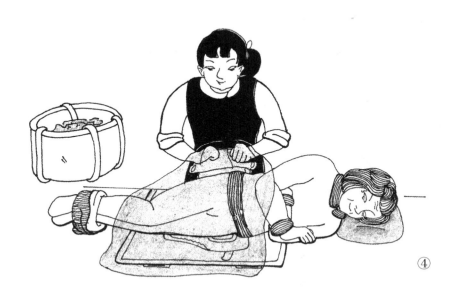

④

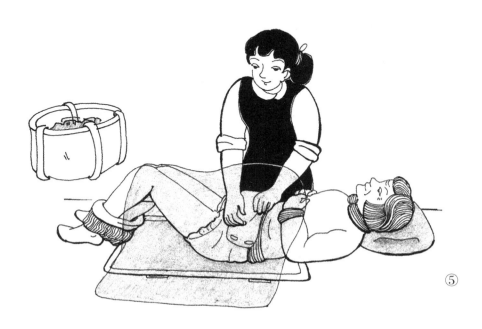

⑤

情景分析

护理人员在护理老人如厕，使用移动式坐便器更换尿不湿等有关卫生间内的清洁工作时，一定要注意使用专用手套、专用抹布、专用防水围裙，以防止在护理工作繁忙时不小心被污水或化学洗涤剂等渗透到皮肤内而引起各种皮肤过敏症，会给护理员的生活、工作带来很多麻烦，要严格遵守保护自身清洁的预防措施。

护理要项——

（上接第 245 页更换尿不湿的顺序）

④ 老人身体继续保持侧卧状态，背对护理员，护理员抽出另一半新垫尿不湿后展开。

⑤ 将老人身体轻微转回仰卧状态（反复为老人转身时动作一定要轻而准确），将尿不湿两侧合并黏接好，注意黏接时不宜过紧，穿好下装，拉平上衣，抽去防水布，盖好被子或毛巾被。

更换尿不湿时要注意老人身体内是否有异常点：

① 尿量极少，大便总是坚硬，尿、大便的颜色有异常时要及时咨询医生。

② 阴部有瘙痒症状时，首先要清洗干净，然后保持自然干爽。

③ 发现皮肤已患湿疹和压疮时，根据医嘱涂抹皮肤消炎软膏。

④ 由于便秘，老人腹部坚硬时，可每日早、晚做腹部按摩或到医院做洗肠治疗。

⑤ 更换尿不湿过后的清洗工作，比其他排便后的清洗工作要更复杂，更麻烦，护理员要培养自己敏捷、快速的清洗技能，熟练掌握更换尿不湿护理技巧，增加对护理工作的自信心。

第六章 浴——

浴室环境与洗澡护理

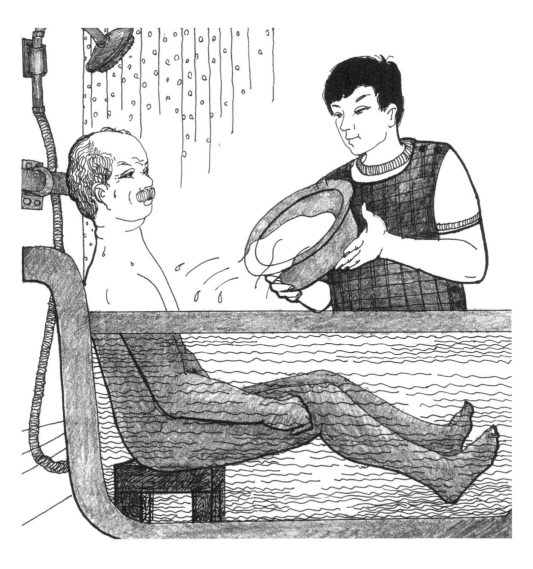

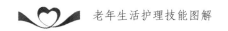

第一节　浴室的构造与环境

情景（121）　设置更衣室及洗浴前后所需物品

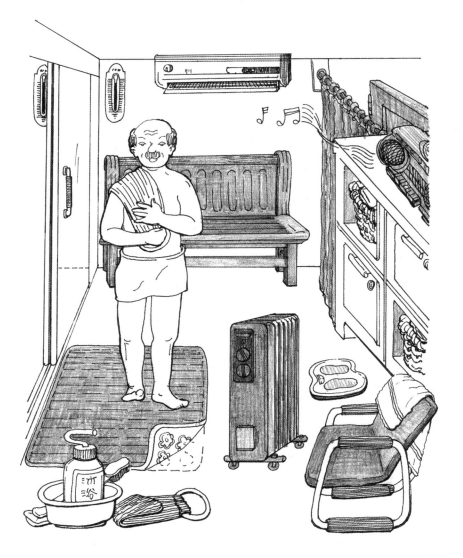

　　居家浴室如是在旧式老房子里，没有条件设置更衣室，要按标准改造进入浴室的门，浴室门外附近放置适度大小的柜台，将必要用品、衣物放在柜台上，再放一把单人座椅和脚踏垫。

情景分析

在日常生活中，最容易引发事故的地点之一就是浴室，因此浴室的合理设计是非常重要的。

公共浴池和家庭浴室的区别除了面积大小外，还有设施、设备的完善程度，是否设置专门的更衣室。更衣室的设置除了更换衣服外，同时起着浴室内外之间人体温度适应过渡的作用，还能调节人的心理反差。家庭房屋若比较宽敞，条件允许的情况下，最好将厕所与浴室分开改装，给长期生活在家里的老人创造更方便、更舒适的环境。

护理要项——

养老机构的更衣室内基础设施及所需物品：

① 更衣室要保持干燥，为保持与浴室温度相同，要将温度计各放在两室出入口墙上，以便随时观察两室的温度是否一致。

② 更衣室与浴室的门要安装双开拉门，门的宽度以 65 厘米为标准（如房屋面积宽敞还可将门加宽）。

③ 为防止滑倒，进出门处放上脚踏垫，踏垫的四角用魔术贴固定住，拖鞋要放在更衣室门外（由于是赤脚在更衣室，要求地砖或踏垫是有保温性质的材料）。

④ 更衣柜应有两种，一种是封闭上锁的（有贵重物品存放使用），一种是敞开的（取放衣物方便）。

⑤ 要备有长座椅、单座椅，体重计量器也是不可缺少的。

⑥ 更衣室内要放置电热器、冷热空调等调节室内温度。

⑦ 准备进入浴室前所用的洗浴用具，弱碱性沐浴露、洗发露、长把毛刷、小脸盆、浴巾（对稍微有偏瘫症状的老人，要准备专门缝制带手环的长条擦澡巾）。

⑧ 更衣室内要经常播放一些轻音乐、民歌、相声等以调节老人洗浴前后的疲倦情绪。

⑨ 放置饮水机（冷、热水）。

情景（122）　公共浴室必备辅助用具

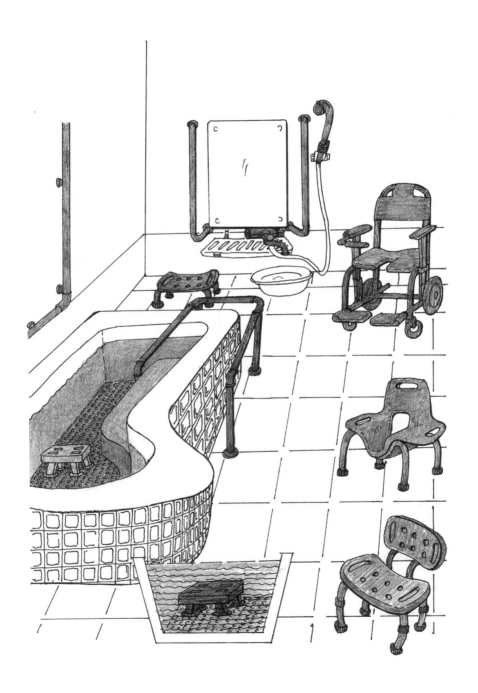

情景分析

随着现代社会的发展，人们生活品质得以提高，使洗浴环境更加优越，各种洗浴中心桑拿、温泉等室内构造都很豪华，但并不适合老年人日常生活洗浴，能自理的老人多半是去普通的大众浴池。行动略有不便的只好选择在家洗澡，因此要考虑如何使大众浴池适合普通民众使用，也能方便健康的中老年人洗浴，尤其是养老机构更应随着时代发展，为老年人改造洗浴环境。

护理要项——

大众浴池、养老机构浴室必备的基础设施：

① 首先，男女浴室内部都应设置浴池（盆堂）淋浴的位置。

② 浴池周边要离地面高度 30~50 厘米，边沿要砌成圆弧形。池内深度为 100 厘米左右。浴池内底面与地面成凹形为最佳。

③ 浴池靠墙边处要安装 L 形扶手，如浴室内比较宽敞可安装池内外两用的固定扶手。

④ 浴池内侧边要设有台阶，池内放水深度大约在 90 厘米（要为身材比较矮小的老人放置小板凳，板凳下方要铺上防滑垫）。

⑤ 淋浴头一定要安装可活动性的，既能固定，又能拿在手中自由使用，水龙头开关处安装在座位的正前方，开关两侧要安装竖扶手，中间要有镜子，放置洗浴用具的台面最好安装在水龙头开关处。

⑥ 浴室内要备有各种淋浴用椅，包括淋浴用轮椅。

小提示：

浴室和更衣室之间的温度相差较大时，容易使老人感冒，如想调高浴室的温度，可放热水三四分钟。

公共浴室要设置小型桑拿、气蒸室各一间及洗面台两三处。

情景（123）　居家浴室和特别浴室的设置

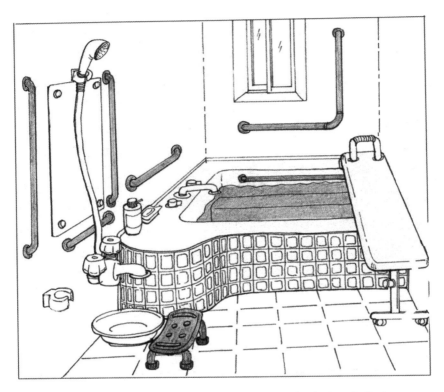

老年人的浴室内不宜穿拖鞋，因此浴室地面一定要改换成防滑地面砖。老人洗浴后，护理员一定要将室内清理干净，免得老人行走时不小心滑倒。

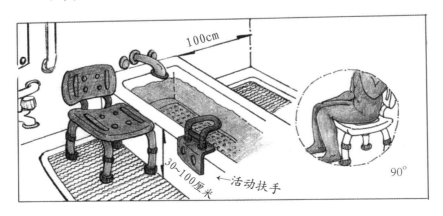

情景分析

选择居家养老的老年人，浴室面积虽然比较窄小，也要合理地设置浴室内的基础设施，条件允许的可将浴池砌得大一点使老人在池内有活动空间。而浴室比较窄小的可将浴池长度缩短，增加深度，浴池的高度1/3砌到地面下和地平面形成凹型，使老人能蹲坐在浴池内泡澡（坐在小板凳上）。如没有条件安装浴池的，也要准备较深的泡脚盆放在淋浴座椅前方，使老人在搓洗上身时腿脚保持温度，避免下肢着凉。

护理要项——

居家小型浴室设置：

① 不论大小，浴室内必须安装扶手，扶手起着扶助老人行动时平衡身体的作用，L形扶手要安装在浴池里侧墙面上，侧面墙也要安装横扶手，浴池内也要安装扶手。扶手离池面的距离在10厘米左右。还有一种活动扶手，可根据需要安装在池边上。

② 淋浴喷头尽量不和浴池安装在同一位置，离开浴池50厘米左右即可，淋浴开关处离地面的高度50~70厘米，开关处上方要安装镜子，镜子两侧和下方也要安装扶手。淋浴喷头要设置高低两处固定点，还可拿在手中自由使用。

③ 浴室内放置淋浴专用椅，使用时注意坐姿，保持90°，淋浴用椅放在浴池边，可帮助身体不便的老人顺利安全地进入浴池内（因浴池的高度与淋浴用椅的高度是相同的）。[正确入浴方法可参考本章情景（130）]

④ 入浴用活动座台一般用在养老机构的洗浴间，是专门为老年人入浴时制作的，座台的高矮可以调节，方便老人坐在活动台上向浴池内移动，也可坐在台上，双腿放在热水池里完成洗浴过程。

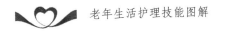

第二节　洗浴前的准备

情景（124）　不宜入浴的身体状况

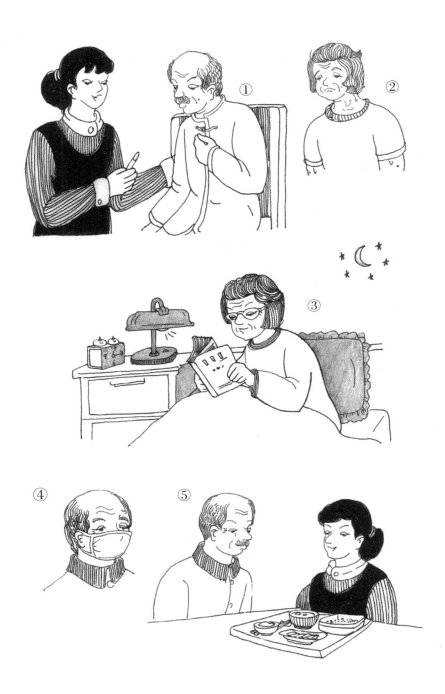

情景分析

经常洗澡能使老人清洁卫生，心情舒畅，促进血液循环，维护身体健康。但洗澡也会带来一些负面影响，如入浴后有疲惫感、易患感冒、血压不稳定等现象，为避免老人出现这些负面影响，护理员一定要给老人做入浴前的身体测试。

护理要项──

什么情况下不能洗浴：

① 洗浴前测量血压、体温、脉搏的值数，如有值数不稳定时中止洗浴。

② 患有皮肤炎症、湿疹、荨麻疹、压疮等状况时，禁止洗浴。

③ 睡眠不足会导致老人精神不集中、迷迷糊糊、坐立不安的状态不能洗浴。

④ 有感冒、低热、痢疾、腹痛、身体虚弱、精神恍惚等症状不可洗浴。

⑤ 食欲降低，会使老人体力不足、面色苍白、表情僵硬、焦躁、身体摇摆不定，应中止洗浴。

另外，老人在空腹时以及饭后满腹时不能洗浴，尽量错过 30 分钟。

患有老年认知障碍的老人，一定要在护理员陪同下才可入浴。如去公共浴池最好选择去有独立洗浴房间的洗浴中心。

小提示：

患有慢性皮肤病、痤疮、脚气等疾病的老人，每次洗浴前要咨询相关医生，预防交叉性感染病的复发，同时也不可去公共洗浴中心。

情景（125） 入浴前的室内准备

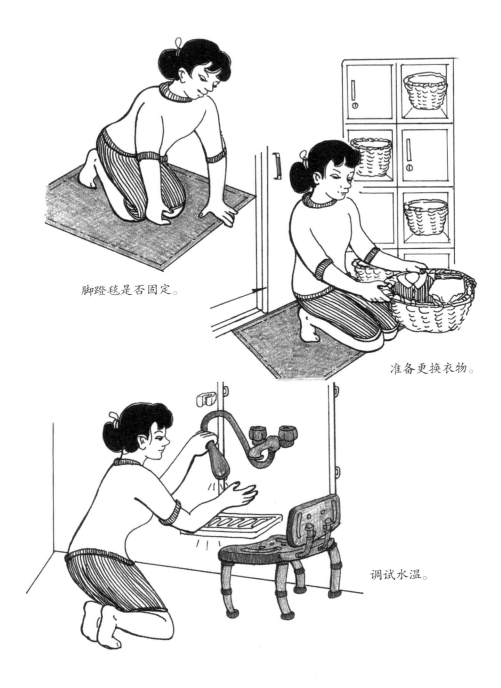

脚蹬毯是否固定。

准备更换衣物。

调试水温。

情景分析

对护理员来讲，护理老人洗浴与做其他生活护理工作是同样的，例如，打扫房间之前要准备打扫时所用的工具之后分类清扫，哪些物品需马上清扫，哪些需要稍后清洗等要合理安排，有条不紊地做好准备工作。

做好准备工作能使护理员在护理老人洗澡过程中，不至于手忙脚乱，集中精力护理好清洁洗浴全过程。为了让老人在洗浴时有个安心舒适的好环境，让老人在洗浴后有个好心情，洗浴之前的准备工作是极为重要的。

护理要项——

更衣室需要准备的：

① 确认更衣室内温度是否与浴室温度保持一致（应在 22~27℃），如有温差，把两室间的门敞开，相互通气调节，同时打开更衣室内的电热器。

② 确认洗浴时的使用物品，搓澡巾、弱碱性洗发剂、香皂、沐浴露及专用搓澡工具等。

③ 确认洗浴后更换的衣物，如有尿失禁老人要准备尿不湿，搓干用的毛巾、大浴巾。

④ 确认脚踏毯是否固定好，地面是否干爽。

浴室内需要确认的：

① 首先是淋浴的水温，其次是浴池水的温度，不论是淋浴水温还是浴池内水温过凉或过热都会使老人产生拒绝洗浴的念头。

② 选择适合老人身体现状的淋浴用椅、小脸盆。

③ 检查扶手是否坚固，浴室地面是否清洁，地漏是否畅通。

小提示：

休息时用的椅子要事先摆好，凉白开水、体重计量器、吹风机、保湿液、爽身粉等必用品都要提前准备齐全，不可等到老人从浴室出来后才想起来准备。

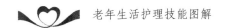

情景（126） 解消入浴前的心理障碍及借助器具入浴

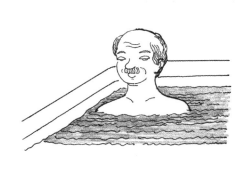

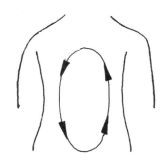

可升洗浴盆

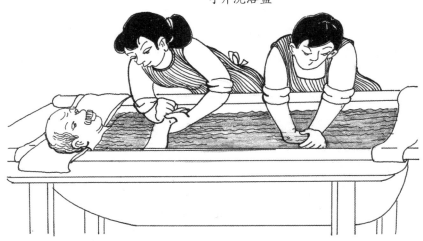

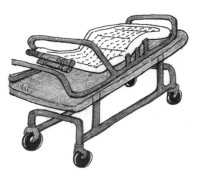

移动洗浴床

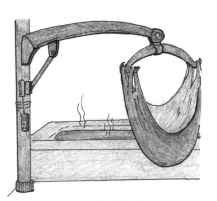

移动吊车

情景分析

进入晚年，老人由于身体障碍等各种原因大多不愿主动洗澡，总认为是件很麻烦的事，也不重视洗澡会对身体健康有什么益处。因此护理人员要耐心积极地劝导老人要经常洗澡，养成良好的卫生习惯，还要多给老人介绍有关洗澡对身体有益的知识（如经常泡澡对解除疲劳，增强人体免疫功能，促进血液循环，还有对预防压疮、皮肤病等都有显著效果），逐渐培养老人定期洗浴的好习惯。

护理要项——

为老人设立健康、清洁日记，每隔几日换衣，每周洗浴的日志表，详细记录更换衣服、洗浴的日期以及身体是否有异常变化等。

一般老年人在家里泡澡，两三天一次为最佳（夏季一天冲凉一次）。身体状况允许的情况下，每两周去一次公用浴池或洗浴中心蒸桑拿、泡温泉等设施较完善的地方去洗浴，注意要有亲人或护理人员陪同。

对患有偏瘫的老人，在洗浴时，必须有两人以上亲人或护理人员一同帮助完成洗浴。另外，要充分利用入浴辅助器具，护理人员要熟练掌握入浴辅助器功能及使用技巧，以增加洗浴时的安全性，可减轻护理人员的工作负担，使老人从精神上对洗浴产生轻松感。

对半自理的老人，要敦促尽自己所能完成洗浴，提高自身的活动能力，不能完成部分由护理员帮助完成。

小提示：

现在各大医院住院处已备有为完全不能自理的老人专用的洗浴盆，非常方便、合理，完全自动化。不久的将来，各养老机构也会增加这项设备。科技化设备加上护理员熟练的使用技能会使不能自理老人的生活质量得以提高。

第三节　沐浴的护理

情景（127）　沐浴前的护理

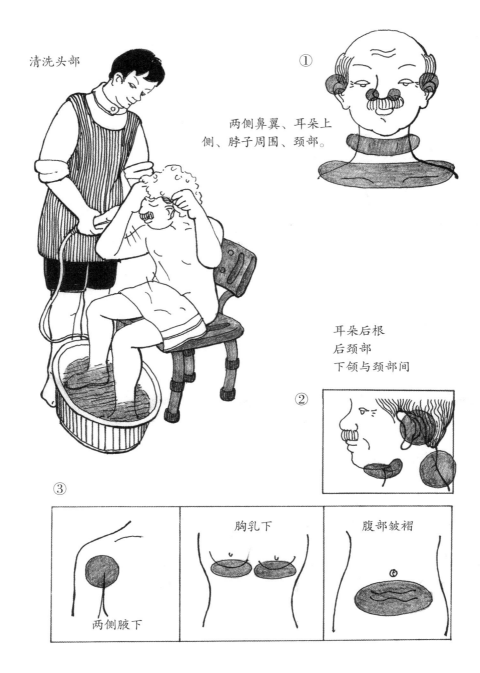

清洗头部

① 两侧鼻翼、耳朵上侧、脖子周围、颈部。

② 耳朵后根
后颈部
下颌与颈部间

③ 两侧腋下　胸乳下　腹部皱褶

情景分析

不论在任何洗浴场所，都得养成入浴泡澡前要淋浴冲洗全身的习惯，冲洗时要先将局部容易堆积污物的地方重点清洗干净，护理员在护理老人冲洗淋浴过程中，要考虑到尽量让老人自己清洗（老人手臂能够触摸到的地方）。

淋浴冲洗时要先从头部开始，洗头同时放一盆温水让老人泡脚避免下肢着凉，护理员一定要让老人安稳坐在淋浴用椅后才可开始洗头。洗浴本来是非常消耗体力的，尤其是老人站立洗浴，再加上双手臂抬起活动（洗头）双眼紧闭，很容易失去平衡而摔倒，造成意外身体损伤。

护理要项——

清洗头部时，要按着顺序将耳后、鼻子周围、脖颈部位都要仔细清洗。香皂泡沫、洗发膏等很容易进入老人的口、眼、耳中，护理清洗时要格外精心，用温湿毛巾随时搓拭干净，洗发时要注意不能让老人低头时间过长，以免导致颈椎疼痛，影响继续正常洗浴，所以尽可能帮助老人快速完成洗头过程。

洗头的同时要将老人的双脚放入热水盆里，以保持下肢体温。

容易堆积污物的部位如图画圈所示：

① 两侧鼻翼，两侧耳朵上方，脖子周围，颈部。

② 双耳后侧，后脖颈，下颌与颈部间。

③ 两侧腋下，胸乳下，腹部皱褶及阴部、肛门。

按顺序擦拭，老人不能完成的部位，由护理员帮助完成，为防止老人的体温下降，护理员应时常用淋浴温热水从后背到前身反复冲洗，保持身体热度，以免感冒。

> **小提示：**
>
> 对能坐立洗浴的老人，护理员在帮助搓澡时不可用力过猛，更不可让老人仰卧或侧卧搓澡，这样虽然方便了护理人员，但容易使老人进入睡眠状态，引发不良反应。

情景（128） 护理洗浴的顺序

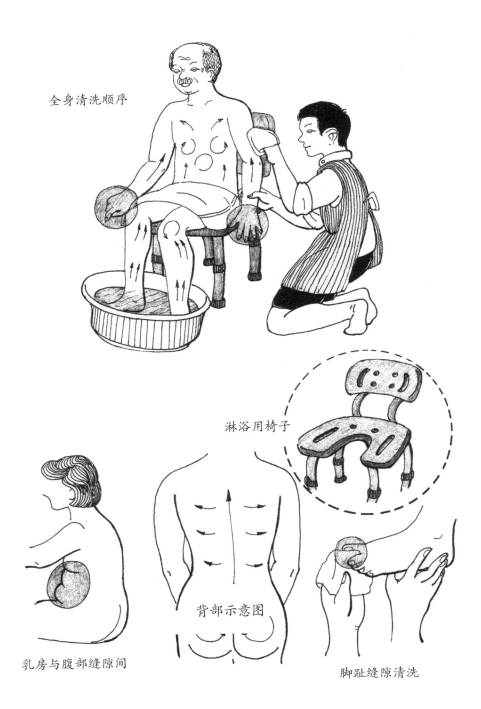

全身清洗顺序

淋浴用椅子

乳房与腹部缝隙间

背部示意图

脚趾缝隙清洗

情景分析

开始清洗身体部位时，老人仍然保持坐姿状态，比较难洗到的部位，由护理员帮助洗时，护理员不可站立着给老人搓拭，会使老人产生压迫感和不适，要蹲坐姿势，低于老人的头部位置，按顺序搓拭，先将重点部位仔细洗净，其余部位就可快速完成，掌握好时间，在浴池外冲洗时间为10分钟左右即可。

护理要项——

上身先从手臂、手、腋下、胸、腹部开始搓洗，手指缝隙需要仔细清洗，然后是背部清洗由背中间向外侧，从下向上为基本动作，臀部按画圆转圈搓拭，下身重点是大腿根部，膝关节处，脚趾缝隙间污垢易堆积，每个脚趾缝间都要冲洗干净，不然很容易存积细菌，引起脚气。

清洗阴部、肛门时，可利用专门淋浴椅子[搓拭方法可参照本章情景（145）、情景（146）]。由于生殖器部位是人体比较敏感的部分之一，对能自理、半自理洗浴的老人最好是能自己搓洗，轻重缓急可自己掌握。

搓澡用的搓澡巾，因接触皮肤各个部位，不可使用化纤的，一定要选择纯棉毛巾（可用普通毛巾剪成3份，缝制成3个口袋或小搓澡巾，既实用又环保，经常换洗使用）。

小提示：

人体在泡热水澡时，毛孔会全部打开，容易吸收外界水分，因此在冲洗时一定要冲洗干净，不可残留皂沫、沐浴露等污垢在身上，避免化学洗浴液浸透到（老人的皮肤非常软弱）皮肤里引发感染，滋生皮肤病。

情景（129） 自理洗搓澡、洗淋浴

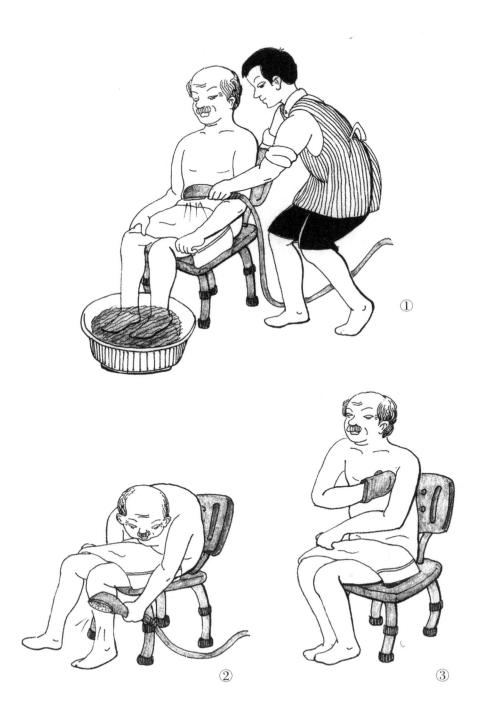

①

②

③

情景分析

不是所有的老人都情愿让别人给自己搓澡，自理搓澡虽然很消耗体力，但是可使机体各器官各系统得到运动以提高身体全面的新陈代谢，对各个骨关节可提高灵活性。因此要根据老人的健康状况，培养老人在力所能及的情况下自理搓澡，体验一下经过自身努力而得到的舒适和清洁感。护理员要为老人准备好适合老人的搓澡用具，引导老人对使用搓澡用具的兴趣，增加自理搓澡的欲望。

护理要项——

① 首先让老人在淋浴用椅上坐稳，臀部要完全坐到椅面的深处，不可坐在边缘上，以免翻倒，拿一条中大的毛巾盖在老人小腹处，既保持腹部的温度，又能盖上隐私部位，然后将淋浴水温调好，一切准备就绪后，护理员可离开浴室在更衣室等候。

② 老人要淋热身体温，先将脚下的热水盆移到旁边。拿起淋浴喷头弯腰从侧面腿脚部位开始试水温（水温在 37~38℃，就可慢慢从脚向全身冲洗）。

③ 选用适合老人皮肤的搓澡巾，搓澡时坐姿要保持身体与座椅间为 90°坐姿，按搓澡顺序尽力完成，搓不到之处，由护理员帮助。

小提示：

老人自理洗浴前，护理员一定要调节好水温，在自己的脚或手的部位试淋一下，确认最佳温度后再递给老人淋浴头，水温要稍微低于护理员适应的水温。

情景（130） 灵活使用洗浴用具

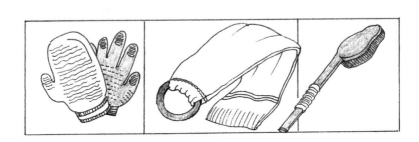

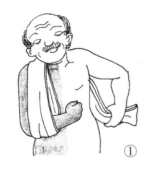

①

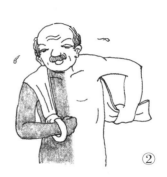

②

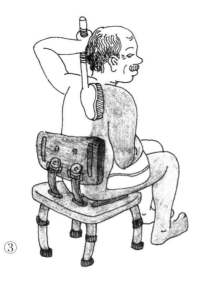

③

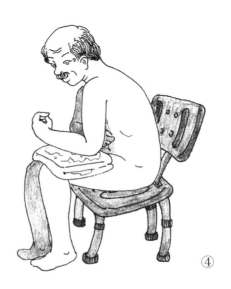

④

情景分析

为老人准备方便适用的搓澡用具，例如将方形搓澡布改变成手套形状，可减轻使用力度集中摩擦力。另外将毛巾一侧缝制上圆环，可使患侧的手臂也能帮助老人自己搓洗后背，长柄毛刷也是非常方便搓澡的用具，尤其半自理老人在洗浴时单臂用不上劲儿，毛巾又太柔软时可用长柄毛刷来解决。提倡老人使用弱碱性香皂，往毛巾上擦抹香皂时的活动可增加手臂锻炼。

护理要项——

特制洗浴毛巾的使用和缝制：

① 把 2 条薄毛巾的两侧缝合在一起，将患侧的手臂伸进缝制好的 2 条毛巾中间处，另一侧毛巾通过肩部绕到背后，健侧手握紧毛巾末端上下移动擦洗背部。

② 选择比较厚一点的毛巾（1 条），把一侧缝制上圆环（木制或塑料），将圆环套在患侧的手腕上，健侧的手抓住另一侧毛巾上下移动擦洗背部。虽然有卖现成品，但都含有化纤成分，不宜老人使用。

③ 对于半身瘫痪的老人，可用健侧的手拿着长柄毛刷，前后左右都能刷到。

④ 搓洗毛巾时，将毛巾放在大腿上用健侧的肘关节处和大腿面处前后摩搓清洗毛巾。

半自理老人在拧干毛巾时，可将毛巾用患侧手臂将毛巾固定住，健侧手抓住另一侧毛巾的末端向一个方向拧，即可拧干毛巾。

小提示：

对半自理老人，护理人员要鼓励老人自理洗浴，但要陪护在老人身边，完成不了的部位要随时帮助完成搓洗。护理洗浴时，护理员要穿专门制作的防水用围裙和短裤。

第四节 盆浴的护理

情景（131） 半自理老人自理用浴盆洗浴之一

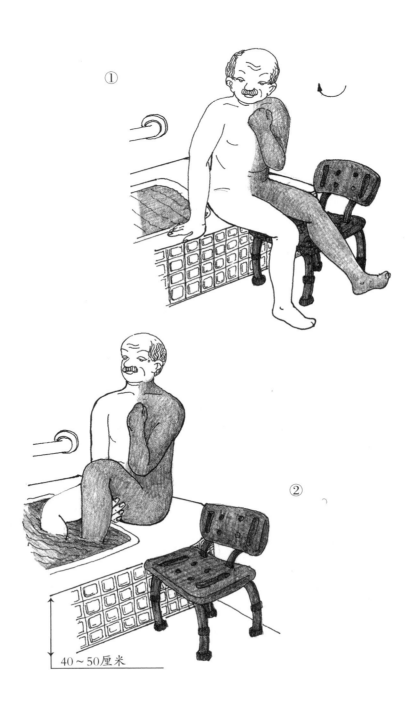

40～50厘米

情景分析

老年人洗浴的重点是在浴池内泡澡，淋浴只是冲洗身体表皮污垢，而泡澡有让体内发汗排毒、促进血液循环、疏通经络等作用。淋浴冲澡的特点是快捷，而盆浴泡澡的特点是慢入、静泡，因此在老人入盆浴前，护理员要做好安全入浴的准备（如水温合适，池内防滑设施以及扶手牢固），半自理老人如何借助淋浴用椅或辅助板台安稳地进入浴池。

护理要项——

安全、稳当的入浴前准备：

① 确认池内的水温是否符合老人的身体状态，正常情况下水温在 40℃（有心脏病、高血压的老人泡澡水温应在 36~38℃）。注意池内是否垫好防滑垫以及能让老人坐在浴池里的小板凳。

② 淋浴用椅放在池盆的宽边处，顺着池盆长度放置（如设有宽边沿的浴盆最好配置上轻便的活动板台）。

③ 问候老人是否有尿意、便意，以防在池内有排泄的可能，而影响正常的洗浴时间和卫生。

半自理老人入浴的连续动作：

① 让老人先安稳正坐在靠浴盆边的淋浴用椅上，健侧的手扶住池边作为支撑点移动坐到浴池宽边沿上。

② 在浴池宽边沿上坐稳后缓慢转身将健侧的腿放入池内，健侧的手抬起不方便的腿慢慢放入浴池里，准备做好下一步动作。

小提示：

半自理老人居家泡澡时，选择的浴盆一定要有宽边沿，方便老人能坐下，不然要给浴盆上搭配浴盆盖（最好是木制的）或者配上活动洗浴板台。浴盆外部的高度要求在 40~50 厘米，池内深度 80~90 厘米。池内与地面形成凹形。

情景（132） 半自理老人自理用浴盆洗浴之二

③

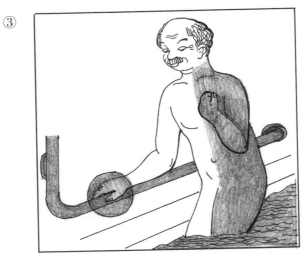

在浴盆内泡澡的时间不宜过长，泡3~5分钟缓慢站起，
站立1分钟左右再下蹲，反复两三次便可完成泡澡过程。

④

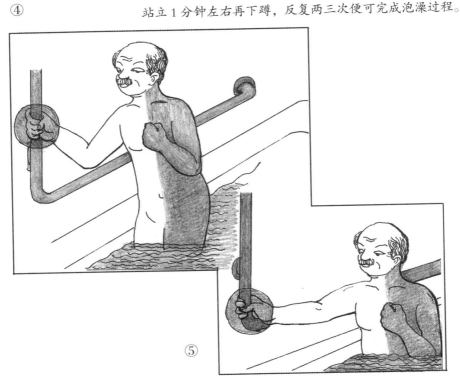

⑤

情景分析

泡澡可以放入各种泡浴调节剂，泡浴调节剂的种类很多，盐浴、奶浴等都可缓解老人的病痛（如矿物质含量多的泡浴剂对骨关节疼痛有良好的缓解功能，另外配制有森林清香气味的泡浴剂有使老人精神放松、愉悦、解除身体疲劳等效果）。护理员可在老人入浴前放入老人喜欢并有保健效果的泡浴剂，以增加老人对洗浴产生积极兴趣。

老人将双腿放入温水中，先浸泡 1~2 分钟适应一会儿，再开始利用浴池边墙上 L 形扶手站立起来，走入浴池中心……

护理要项——

（上接第 271 页半自理老人入浴的连续动作）

③ 老人的双腿在温水中泡上 1~2 分钟后，用健侧的手握住 L 形扶手的横扶手站立起来，站稳后慢慢往前移动，因在水中比在路面上走动阻力大，往前迈步时有水的阻碍，会使迈步的腿很费力，所以往前移动时一定要慢。

④ 移动到浴盆中心位置后，握扶手的手自然转到 L 形扶手的竖扶手处，开始缓慢下蹲，蹲到腰的位置时如自我感觉没有异常反应才可继续下蹲。

⑤ 老年人泡澡时水位在胸部下方为最佳，要根据老人身体高矮使用好浴池内的小板凳，随时调节水的深浅度。蹲坐在最佳位置后，把握扶手的手正好扶在 L 形扶手的拐弯处。

小提示：

老人从浴池出来时和入浴时程序是一样的，只是行动方向相反，不可勉强直接从浴池内出来。避免突然站起迈出的动作产生晕倒的危险。

情景（133）　护理入盆浴之一

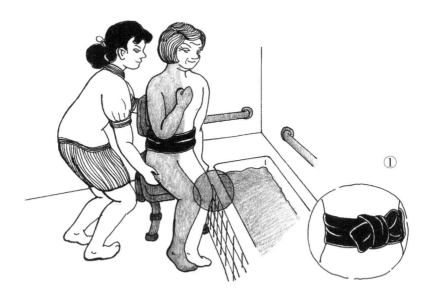

①

安全打结绳法

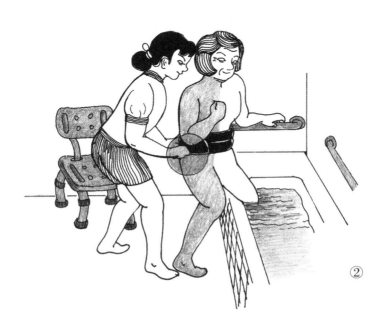

②

情景分析

很多老人有泡澡欲望，也能自己行走和简单冲淋浴，但不能自行入浴的，需要护理人员帮助完成入浴程序。

护理员在护理老人入浴前要做好一些细节准备，比如缝制一条安全腰带。

虽然有护理人员的协助，老人也要尽量用健侧身体努力配合护理人员共同完成洗浴泡澡动作。

充分利用辅助设施——淋浴用椅及各种扶手。

护理要项——

安全腰带的缝制及使用方法：

缝制安全腰带，选择一块纯棉的斜纹布，剪裁成宽约30厘米，长约160厘米。折成四折将四周缝好即可使用。另一种简单的方法，用两条普通的长毛巾连接缝制在一起。

将缝制好的安全腰带系在老人的腰部，打结的地方放在腰后处，护理员的手把握的地方，可随时掌握松紧（用安全打结法系好）。

护理入浴的连贯动作：

① 先让老人安稳地坐在浴池旁边的淋浴用椅上，护理员温心提示老人用健侧的腿靠近浴盆边，缓慢站起。

② 健侧的手把握住横扶手，护理员同时轻微提起老人身上的安全腰带，帮助老人先将健侧的腿抬起迈进浴池内。（下转第277页）

小提示：

虽然规模较大的洗浴中心卫生条件和基础设施比较好，但不适合老年人常去，因此建议女性老年人最好在家里泡澡，既安心又方便。

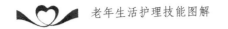

情景（134） 护理入盆浴之二

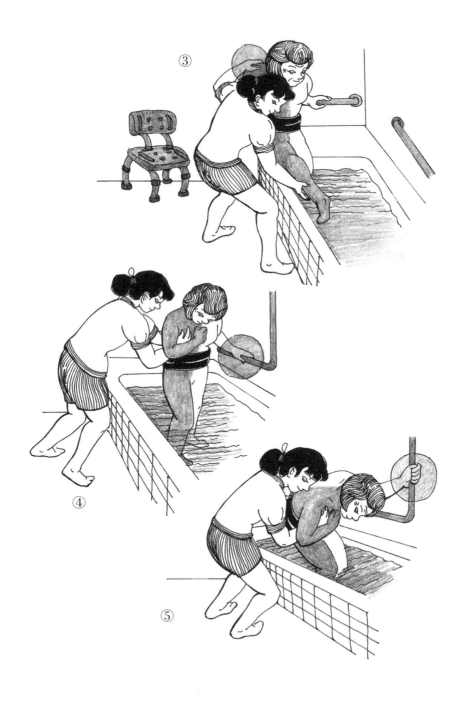

情景分析

选择长期居家泡澡的老人，首先家里的浴室内要做适老改造，简洁、方便、通风、保温最好，不可在浴室放杂物，尤其不能在浴室内晾放洗过的衣服（长期晾放衣服会使浴室内潮湿、发霉）。厕所最好与浴室分隔开，洗衣机最好也不放在浴室内，保持浴室内清洁、宽敞会促进老人对泡澡的渴望，减轻老人洗浴难的心理负担，舒适的洗浴环境更会让老人在洗浴过程中积极主动地配合护理员完成洗浴动作。

护理要项——

（上接第 275 页护理入浴的连贯动作）

③ 老人健侧的腿进入浴池内后将臀部依靠在浴池边上（作为辅助支撑点），护理员的一只手扶住老人肩胛骨处，另一只手抬起老人不灵活的腿放入浴池内。

④ 老人双腿全部进入浴池内站稳后，健侧的手移动到 L 形扶手的横扶手处把住，护理员的一只手把住安全腰带，另一只手从老人的腋下伸到前胸处扶住老人，以避免老人上身向前倾斜而摔倒。

⑤ 老人准备下蹲前将健侧的手由横扶手处移动到竖扶手位置，护理员的双手保持原位，随着老人身体缓慢下蹲，把握住老人直到老人坐稳才可松开双手。

如浴池内水浅，老人可直接坐在池内的防滑垫上，如水位深就要放置小木凳调节高低坐位。

小提示：

在护理老人进入浴池后，由于地方有限，不用淋浴用椅时可暂时将椅移到旁边，泡澡后老人准备从浴池出来时再将椅子恢复原位，以防老人被磕绊。

第五节　用洗浴盆洗浴时的注意事项

情景（135）　用洗浴盆洗浴时的护理

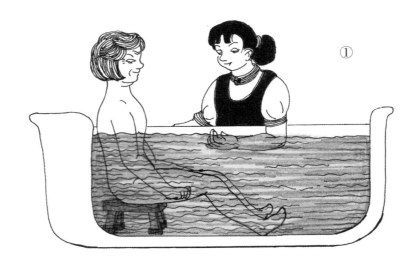

①

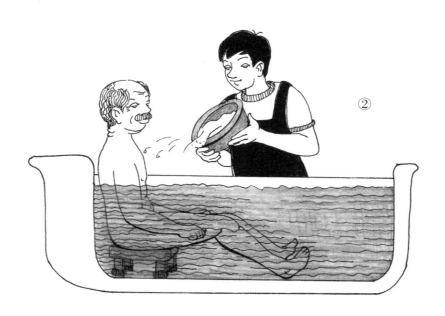

②

情景分析

　　虽然我们观察老人在洗浴前身体没有任何异常，但要注意在洗浴过程中常常会出现身体不佳的现象。如水温不适，会有晕迷、恶心、血压增高、反应迟钝的现象。泡澡时因缺氧会产生睡意，如不及时终止泡澡会有摔倒的可能，在浴池内造成溺水的危险。因此护理员要时刻陪伴在老人身旁，不可只顾护理洗浴过程，要同时观察老人的脸色、身体是否有异常现象，精神状态是否正常，做到有问题时及时发现，马上终止洗浴。

护理要项——

对患有高血压症的老人：

　　① 淋浴时水温在 33~35 ℃，比正常体温要低，在泡澡时的水温在 37~39℃为最佳，从淋浴用椅站起、坐下时动作要慢，泡澡时的水位不宜过高，用木板凳调节高低坐位。保持水位在老人的胸部以下即可。

　　② 在泡澡时，因老人的身体从胸部以上都在温水外，很容易使身体温度下降，护理员要随时利用浴池内的温热水从老人的肩部开始往下慢慢泼洒，以保持体温。

　　要注意观察老人在洗浴过程中是否有脱水现象发生，如发现脱水症状应及时取来温白开水，让老人先少量喝一口之后再慢慢饮用，及时补充水分。

> **小提示：**
>
> 　　洗浴过程中，护理员要以问候语时常为老人提精神，简单的问候会让老人轻松洗浴，分散紧张情绪。问候语的内容不要过于复杂，以免造成用脑过度而精神疲劳。

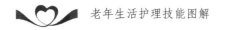
情景（136） 注意洗浴时的异常现象

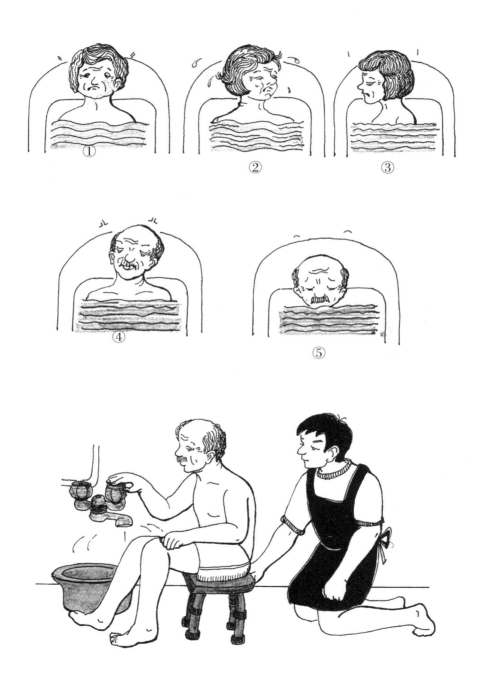

情景分析

人体中有很多细菌在日常生活中的变化很微妙,而且是缓慢呈现出来的,但在洗浴泡澡时就不同了,再加上老年人身体各机能抵抗能力下降,外界环境突然变化都会使各种病菌快速复发滋生。因此护理员在护理老人洗浴过程中除了为老人清洗干净身体之外,还要掌握老人在洗浴过程中身体的变化,如有异常及时终止洗浴。

护理要项——

洗浴时应注意以下几种异常状态:

① 眼神呆滞,浑身无力。

② 脸色突然急剧变红。

③ 反应迟钝,没有应答。

④ 呼吸突然急促不均,恐慌急躁。

⑤ 疲劳困倦,睡意绵绵。

发现有以上 5 种异常现象时,立即终止洗浴。

患老年性痴呆的老人不可独自洗浴:

对于认知障碍老人,身体虽然健康,但头脑意识已经衰竭,不能正常思维,在浴室内很容易造成意外(比如,老人会随意打开热水龙头被热水烫伤或长时间泡坐在浴池内不愿出来而引起心脏病复发等状况发生)。因此认知障碍老人必须要有专业护理人员陪同才可进入洗浴场所。

小提示:

居家浴室温度如达不到适合洗浴的标准温度,不要勉强在家里泡澡,可以选择辅助设施比较完备的洗浴中心,每隔 1 周或 10 天去 1 次,洗浴时间不宜过长(沐浴、泡澡、蒸桑拿、更衣的时间总共不得超过 1 小时)。

第六节　洗浴后的护理
情景（137）　洗浴后从浴室到更衣室

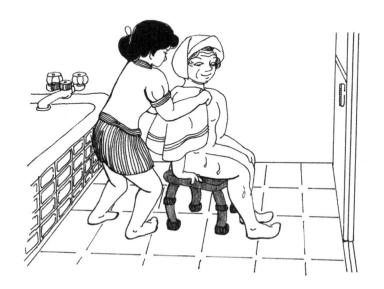

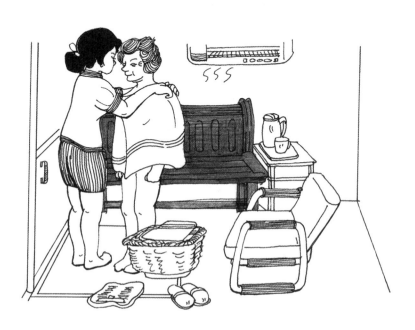

情景分析

洗完澡,老人都想马上到更衣室透透气,凉快凉快,冷暖差异大很容易引起突发症状。身体正在发汗时,室内环境发生改变使体温猛然下降,会造成老人头晕、腹痛、眼花和洗浴后恐惧症,因此要在洗浴间先把身体上的水滴擦干净,坐在淋浴用椅上稍微休息一会儿,再向更衣室移动。

护理要项——

泡澡后在洗浴室里要休息片刻,在淋浴用椅上坐上 2~3 分钟(要把淋浴用椅挪到离浴池远一些),同时护理员将老人身上的水擦干净,用沾水的方法轻轻地擦,头部用干毛巾包裹好,以免头部的水再次滴到身上。

老人经短时间的休息后身体也比较干爽了,准备向更衣室移动。护理员要用大浴巾披在老人的身上,既保护老人的隐私,也起到了保温作用,防止受凉感冒。

移动到更衣室进出口的踏毯处站稳,控干脚上的水,顺便测量一下身体净重以掌握身体轻重的变化,之后向休息用椅移动。

小提示:

更衣室内除了准备老人要更换的衣服外,护理员还要提前准备以下几件必用品:

①为发汗较多的老人准备爽身粉;

②为皮肤干燥的老人准备保湿乳液;

③需要使用尿不湿的老人应提前准备好尿不湿。

以上三点都是在老人穿衣前要使用的,不可在老人穿完衣服后才想起来。

情景（138） 洗浴后在更衣室内

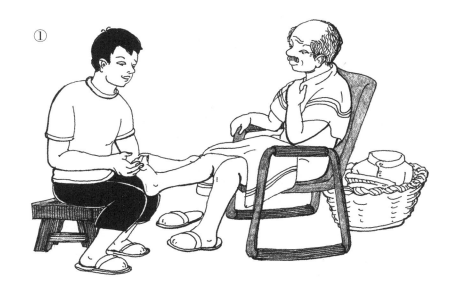

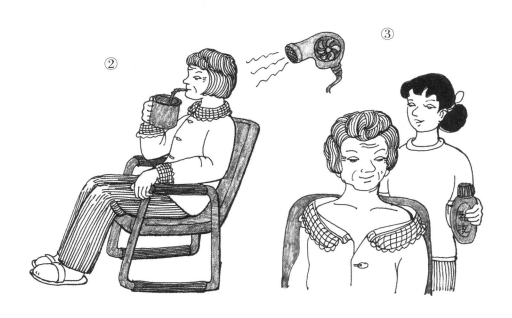

情景分析

由于洗澡非常消耗体力，一定要让老人在椅子上坐着休息 1~2 分钟，适应更衣室的环境后再开始穿衣，休息时间不宜过长，避免身体降温，增加疲惫感。

穿衣时尽量让老人自行完成穿衣过程，力不从心时由护理员帮助完成，洗浴后身体内消耗大量水分，因此一定要给老人补充水分。

护理要项——

更衣室内的护理顺序：

① 穿衣裤前擦干脚是很重要的，擦脚同时要轻微按摩一下 5 个脚趾尖处，特别注意擦干净脚趾缝隙，然后穿裤子前要先把袜子穿上。

② 上下衣服穿好〔让老人尽其所能自己穿衣裤参照第一章情景（4）、情景（8）〕后，坐在休息椅上饮茶或温热白开水，最好使用吸管饮水，防止仰头饮水时呛到气管里，出现意外。

③ 穿好衣服坐稳后再开始把老人的头发吹干，不可让老人自己吹头发，吹风机离老人头部 20~30 厘米用弱风吹干。选择适合老人皮肤的润肤霜、保湿乳液、爽身粉等，从额头、脸部到脖颈按顺序涂抹。

小提示：

在更衣室内，护理人员与老人问候对话时语音要轻柔，要用商量的语气说话，同时播放轻音乐等让更衣室的环境保持温暖优雅清静。

护理员在护理老人更衣时，自己也要穿着普通、干净的生活便装和拖鞋。洗浴时老人不宜穿拖鞋洗浴，洗浴后更衣完要穿上袜子、拖鞋保护好脚部温度。

第七节　为不能自理的老人搓澡

情景（139）　搓澡前的准备

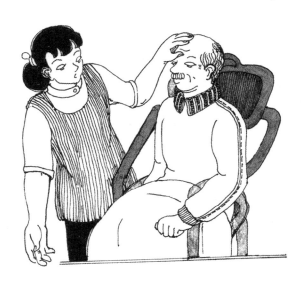

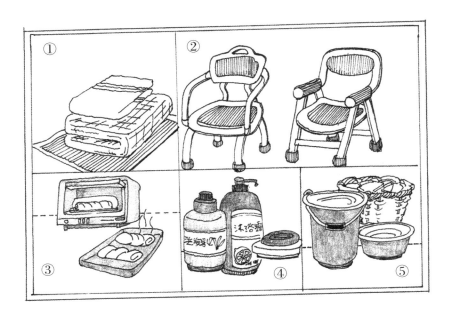

情景分析

搓澡对中国老年人来说并不陌生，只是因所处环境和本人自身状况有所不同，搓澡的方式意义有所变化。因此对卧床不能自理洗澡的老人用卧床搓澡的方式，老人还是愿意接受的。

在养老机构为卧床老人设置特别浴室，特别浴室内的相关设施都比较完备，而居家时为卧床老人搓澡要准备简单实用的搓澡用具。

护理要项——

居家护理搓澡要求室内温度保持在 24~27℃。要观察老人体温是否在正常体温状态，如有发烧、低烧、腹痛、头痛、恶心等都要终止室内搓澡，通常 5~7 日搓澡 1 次，特殊情况下两天搓澡 1 次。

室内搓澡时所需准备的物品：

① 大毛巾被、浴巾、防水布（与床单大致相同尺寸）。

② 防水用椅（为半自理老人使用，可坐着搓澡）。

③ 微波炉蒸制或普通蒸锅蒸制的温热湿毛巾。

④ 弱性香皂、沐浴露。

⑤ 放温热水的水桶、水盆及更衣筐。

有皮肤炎症，有大面积伤口炎症时慎用沐浴露，可用淡盐水代替。搓澡前先将防水布盖在床单上面，让老人适应一段时间，在搓脸部、颈部、手、脚时要用毛巾被给老人盖好身体其他部位。

小提示：

为男性老人搓澡护理，男、女护理员都可以（女护理员年龄最好在45岁以上,有一定护理经验的,老人的伴侣或亲人为最佳）。为女性老人搓澡护理，护理员必须是女性（亲属或老伴、儿子也可以）。

情景（140） 搓澡方法与顺序

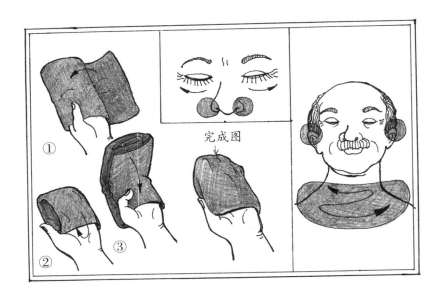

完成图

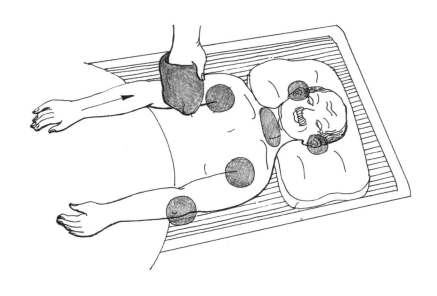

情景分析

为老人搓澡护理的过程基本上是从面部、脖子、胸、双手腕以此类推，生殖器部位要放到最后，搓澡的方法与在公共浴池的搓澡相同，但对于皮肤屏障功能较弱的老人，注意不可用力过大，另外在搓拭局部时要用毛巾被盖上其他位置。发现皮肤有发红或湿疹时，搓澡终止，尽快咨询医生，早期治疗。

护理员为老人选择搓澡巾时，不要选择化纤成分较多的搓澡巾，选择使用纯棉毛巾折叠一下即可使用，用完后打开清洗，既方便实用又容易晾干。

护理要项——

毛巾的折叠方法：

① 选择一块方形小毛巾，将手放在毛巾中心（手心朝上）露出拇指，包裹住其他四指和手掌折成三折。

② 将包裹后的毛巾上端往手掌心处折下。

③ 将毛巾折叠边缘部分掖在手掌与毛巾间的夹缝里侧即完成搓澡巾的制作。

搓澡顺序：

① 脸部，从头到鼻、脸、下颌，由上至下为基本顺序，脸上皱褶较多，污物堆积就多，应仔细擦拭。

② 颈部和双耳，颈部和耳后容易积汗，污垢堆积跟脸部相同，颈部由下至上成"之"字形擦拭。

③ 手和手腕、手臂、手指擦拭前可轻微按摩一下，再开始由手腕到手臂、肩部再转到腋下按顺序擦拭。

小提示：

手臂内侧虽然积污垢较多，但因皮肤松软，在擦拭时一定要轻轻擦拭。搓洗上身时，用毛巾被盖好下半身。

情景（141） 上身搓澡护理

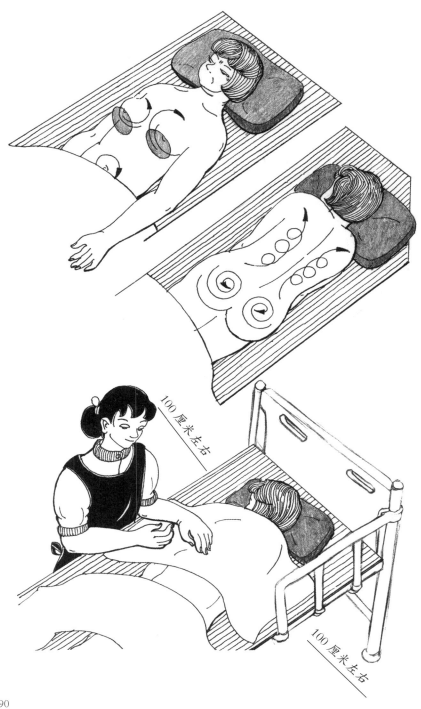

情景分析

擦拭胸部时男性或女性大多是从腋下开始往胸部上方画圈擦拭，由于生理上的差异，对女性要在乳房下重点仔细擦拭（因女性乳房脂肪多）。

对卧床的老人在擦拭身体背部时，涉及翻身动作，护理人员要按顺序为老人做好翻身动作，翻身后不宜马上擦拭，盖上毛巾被轻轻敲打敲打，按摩一下背部之前，仰躺时的压力会得到缓解。

护理要项——

胸部、腹部的擦拭：

胸部和腹部的擦拭要根据胸部和腹部的形状画圈擦拭，女性要从两侧乳房上方画圆擦拭，腹部要从肚脐下顺势画圈擦拭。

背部、腰部和臀部的擦拭：

从腰椎部开始由下至上做螺旋状擦拭直到肩胛骨上方，臀部是由外圈开始向中心画圈擦拭，护理员先从一侧将两部分擦拭完，再转向另一侧。

对不能自行控制侧卧姿势的老人，可在老人腹部垫上长方形的靠枕。

为长期卧床老人擦拭身体，最好将床（提倡为长期卧床的老人使用护理用床）的两侧都留有100厘米左右的空间，以方便从两侧都能为老人翻身、擦拭。

小提示：

为防止老人在搓澡过程中身体温度下降，一定要勤问候老人冷不冷，要不要多盖一层被子等，擦洗中随时用干毛巾将水分吸干，并及时盖上被子。

情景（142）　下身搓澡护理

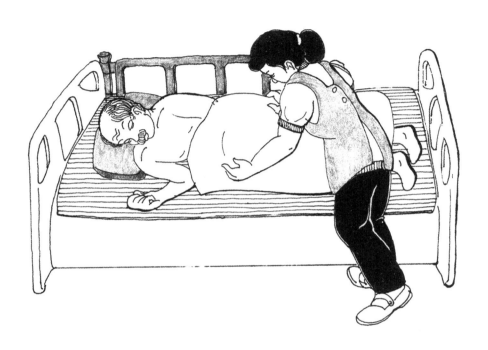

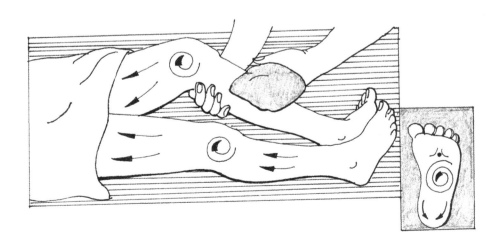

情景分析

擦拭老人的下身时,不论男性或女性老人都是不太情愿的,考虑到这一点,护理人员要在擦拭前耐心问候或说服,征得老人的配合与支持。

隔着毛巾被先为老人做简单按摩,之后边问候边慢慢打开被子,这样会使老人在精神意识上得到放松。

擦拭下身时,要先从腿部开始再到脚腕、脚。臀部以上要盖上毛巾被,既能保持体温,又可缓解老人的紧张、害羞情绪。

护理要项——

腿到脚腕擦拭:

护理员首先要站在老人下半身的位置,一侧手托起膝关节处,另一侧手从脚腕开始向上擦拭,膝盖两侧由外向内画圈擦拭(如第292页图所示),同样的做法将另一侧腿擦洗完才可擦拭脚,擦脚时要正对着老人的脚心。

脚的擦拭:

将擦洗完的双腿用毛巾被盖好再盖上一层薄被,以保持体温不外散。

护理员移动到正对老人脚心的位置,坐在椅子上,先轻微按摩老人的脚。脚心、脚跟、脚趾缝隙间都是容易存污垢的部位,擦洗同时要按顺序最好带有半按摩的方法清洗,有助于老人全身舒畅、放松。

> **小提示:**
>
> 脚部清洗完后,最好用热湿毛巾包裹住双脚,不要包得太紧,更不可用过烫的毛巾,以免烫伤或意外刺激到老人。一侧脚搓洗完,搓澡巾可打开换另外一面,重新折好继续搓拭另一侧脚。

第八节　手、脚部位的清与护理

情景（143）　手的清洗与护理

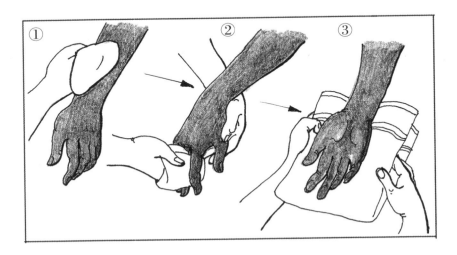

洗手护理顺序

偏瘫老人洗手护理

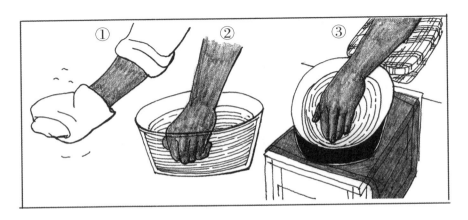

情景分析

注意手的清洁可防止很多细菌、病毒进入人体内。老年人的手触摸感已开始减退，免疫力也逐渐下降，手部的清洗、按摩可促进末梢神经兴奋，刺激大脑和内脏，从而激发细胞活力，排除体内垃圾，使气血通畅是保护全身健康的根本。

护理要项——

洗手护理顺序：

① 护理员一侧手托住老人的一侧手臂，用已折包好擦拭巾的手为老人开始擦拭手臂，先用温水把手弄湿，再用香皂泡沫涂抹老人的手腕、手指、手心、手掌、手背。

② 用温湿毛巾按顺序将泡沫擦干净，换一块新湿毛巾简单包住手轻轻按摩（湿毛巾不要拧得过干）。

③ 最后用热干毛巾擦干手的水分，尤其是手指缝隙要擦净。

偏瘫老人洗手护理：

① 用蒸好的热毛巾先将患侧的手包裹好，湿润片刻准备一盆温水放在旁边。

② 将热毛巾打开，把患侧的手放入温水盆内浸泡 30 秒左右，手掌向里，等到手柔软后再开始清洗。

③ 如老人是躺卧状态，把毛巾被折成与盆同样高度垫在患侧的手臂下，使手臂与水是平行状态，水温相比之下略微热一点，老人会很舒服。

> **小提示：**
>
> 使用热水盆洗手时，盆底处一定要垫上防水布，以方便过后的清理工作。平时要给患有偏瘫老人的手里握个小毛巾（将方巾折成椭圆形）。经常握住、放下、活动活动，对手肌康复是有帮助的。

情景（144）　脚的清洗与护理

洗脚护理顺序

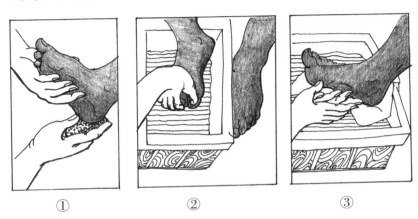

① ② ③

洗脚后的护理

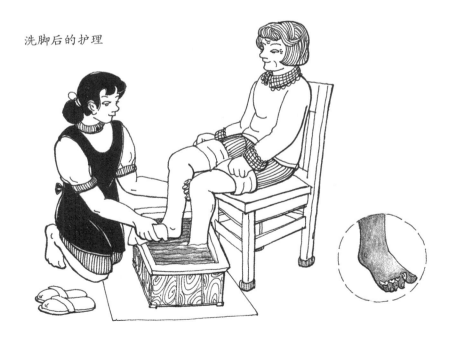

情景分析

脚掌上分布着非常多的毛细血管，还有数不清的末梢神经和通往全身的穴位以及对应身体各部位的反射区。通过脚部清洗或泡脚，可以使老人缓解很多身体不适，解除疲劳，减轻疾病所带来的痛苦，可以平衡体内阴阳，镇静安神。老年人经常泡洗脚，不仅可以清洁双足，还能保持足温，防止凉寒气从脚底入侵，更关系到寿命的长短。

护理要项——

洗脚护理顺序：

① 洗脚盆最好选用木制长方形，可使双脚在盆中舒展开，水位在脚脖以上即可（如是泡脚要换深一点的盆，水位要达到小腿处），水温在 37~39℃，使身体能微微出汗。将双脚在温水盆里浸泡 2~3 分钟后，护理员用磨砂石轻轻为老人摩擦脚后跟（摩擦脚后跟可起安眠作用）。

② 将双脚部摩擦后，继续放回盆里，此时护理员用双手一同按摩老人的双脚各部位片刻，再开始从脚腕到脚趾缝、趾尖涂沫香皂（一定选用弱碱性香皂）。

③ 洗去皂沫后，充分擦干水分，尤其是脚趾缝隙要仔细擦干净。

洗脚后的护理：

① 清洗完脚后擦干净，用棉条或手纸卷成细条放在脚趾缝间，吸干剩余水分，否则脚趾缝里一旦潮湿，就容易患上脚癣。

② 洗脚后要涂抹上护肤膏，尤其是脚后跟处易干燥、裂口要重点保养。

小提示：

不论是洗脚、泡脚或按摩脚后跟后，都要马上穿好袜子，以保持双脚的温度。提倡能自理的老人在睡觉前，双脚摩擦 2~3 分钟，会帮助老人快速入睡。护理员在给老人洗脚时，一定要坐在小板凳上，不可蹲着。

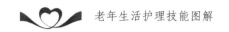

第九节 生殖器的清洗与护理

情景（145） 清洗时需要的用具与男性阴部清洗顺序

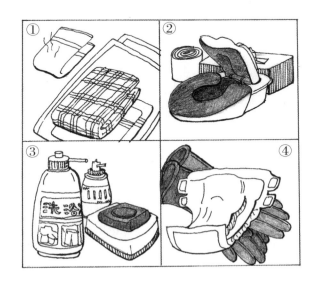

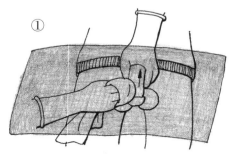

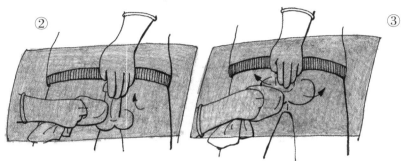

护理擦拭阴部要用小块纯棉毛巾（不可用含化纤成分的搓澡巾，以免损伤阴部），握在手上比较方便，男性生殖器部分皱褶多，用小块毛巾包上食指和中指擦拭比较好用。

情景分析

老年人每次大便后都要清洗肛门,生殖器也要每天洗1次。如出现尿失禁、腹泻等异常现状,不论次数都要随时清洗。能够自理清洗的老人尽量自己完成,不能自理清洗的由护理人员帮助清洗。对于长期卧床的老人清洗生殖器时,护理员除了要准备好在床上清洗用具外,重要的是掌握清洗技巧,按顺序快捷、干净地完成清洗过程。

护理要项——

为卧床老人清洗生殖器所需用品:

① 热蒸湿毛巾、干毛巾、浴巾、防水布。

② 插入式便器、手纸、卫生巾。

③ 装温水用的容器、弱碱性香皂或沐浴露。

④ 尿不湿、超薄胶皮手套(医护专用)。

男性生殖器清洗顺序:

为男性老人清洗生殖器时,由阴茎到阴囊,最后到肛门由男性护理员帮助清洗,首先要垫好防水布,再将便器放在老人平日大小便时所放的位置,或在同位置叠上溶水量较大的尿不湿。

按照顺序开始清洗:

①从龟头开始往上擦。

②再将阴茎抬起,龟头朝上,由下往上擦。

③由阴囊中心向两侧画弧清洗,每擦一处都要重新折一处毛巾,再继续清洗,最后擦洗一下肛门,用灌到容器里的温热水从阴茎开始细流冲洗,污水流入垫在臀部处的便器里或尿不湿里,然后用干毛巾轻轻沾去水分,干爽后再穿上内裤(夏季时要抹上爽身粉)。

情景（146）　女性阴部的清洗与护理

①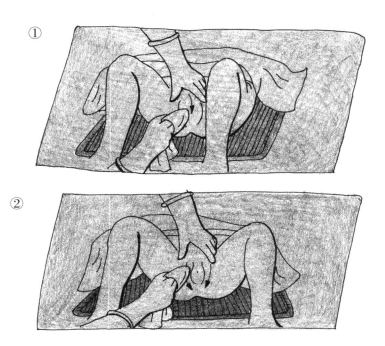

②

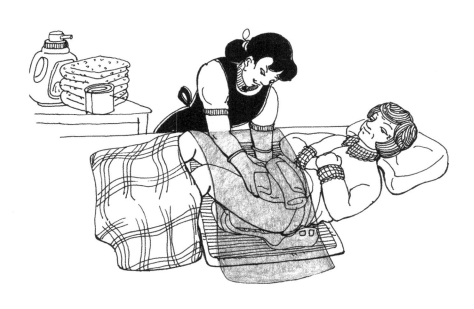

情景分析

为女性卧床老人擦洗阴部所使用的清洗用具与男性是相同的，由于生理上的区别，女性老人每日最好清洗两次，早晚各一次（除特殊情况外），特别是保持好老年女性外阴道的卫生，可预防阴道炎、尿道感染等妇科疾病。

护理员（要求是女性）为女性老人阴部清洗时，要做到动作敏捷，熟练掌握清洗技巧，既干净又让老人舒适，尽量缩短清洗时间，减少老人因暴露隐私和难闻的便尿味道而产生的心理压力。

护理要项——

卧床女性老人阴部清洗护理：

① 在腰部下垫上防水布，防水布上面放便器或溶水量较大的尿不湿（根据用水量来选择）。

② 让老人的双膝弯曲抬起，将上衣稍微向上卷起，腹部盖上浴巾，小腿到脚盖上毛巾被。

③ 将38℃水灌到容器里准备好，护理员要带上超薄卫生手套。

④ 先用温湿毛巾润湿阴部，再开始按上页示图①、②的顺序擦洗，如污垢较多时可用少量弱碱性香皂，一般多用净水冲洗。

⑤ 用容器冲洗时，尽量对准清洗位置，减少流水量。确认冲净后，用柔软的干毛巾沾吸残留水，不可用厕所手纸擦干。

清洗后的收拾：

吸干水分后要缓慢而利索地将防水布、便器或尿不湿拿走，随手先盖好毛巾被，再准备为老人穿上内裤（需要换尿不湿的要先换尿不湿）、秋裤等，穿好后马上盖好被子，保持体温。

小提示：

要培养提高老年人对生殖器和排泄道的卫生健康的保护意识。

第十节 头发的清洗与护理

情景（147） 在洗面池洗发护理

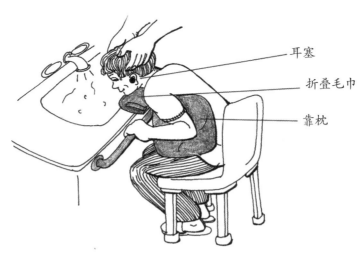

耳塞

折叠毛巾

靠枕

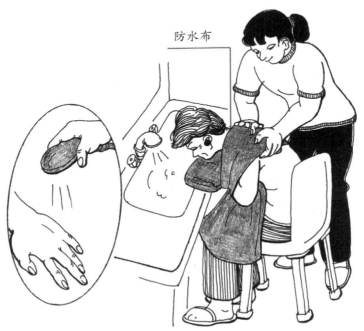

防水布

情景分析

随着年龄的增长，老年人的头皮、头油、汗液很容易堆积，最好每三五天洗一次头发，在洗浴间洗发不方便时，可选择在洗面台前，由护理员帮助准备好洗发的用具。

在洗面台洗发时，为了不让老人低头压迫颈椎，要在洗面台前边正下方安装扶手。洗面台的下方一定要留有老人伸展腿的空间，坐着卧式洗发要比坐着仰式洗发更适合老年人的身体状况。

护理要项——

在洗面台前坐着洗发护理：

① 先让老人的身体保持安稳地坐在椅子上，下肢不便的老人也可坐轮椅，上身前倾弯腰、双手扶住洗面台下方的扶手，正对下颌处的洗面台边缘位置垫上折叠好的毛巾，低头洗发时下颌正好放在毛巾上作为支撑点。两侧腋下夹着靠垫会使坐姿保持平衡稳定。

② 为防止水溅到身体上，从肩部到腿的部位用防水布盖上，耳朵用耳塞塞住，防止进水。

以上准备完毕后，护理员先用自己的手背在旁边试一下水温，水温37~38℃即可，不要过烫，也不能太低。对不能自行洗发的老人，护理员要耐心示意老人弯腰前倾、低头，将下颌放在洗面台上折好的毛巾上，帮助完成洗发过程。洗发后，用干毛巾将头部包好保持1分钟以吸收水分，之后在洗面台前把头发吹到快干的状态再离开洗面台。如老人头发较少，只用干毛巾轻轻擦拭即可。

小提示：

劝导老人尽可能自己洗发，多活动上肢和自我掌握颈部的承受力，都会使老人的自控能力增强。

给老年人洗发，护理员要用双手五指肚多在老人的头皮处轻轻按摩搓洗，尽量少用护发素。

情景（148） 干洗头发的护理

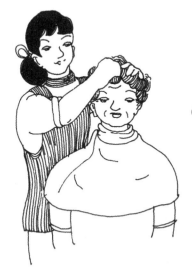

① 用温水喷雾器喷湿头发。

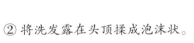

② 将洗发露在头顶揉成泡沫状。

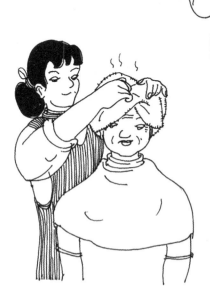

③ 用干毛巾包裹头部。

情景分析

在老人感冒或身体不佳，有低血压症状，不方便在洗面台洗发又不适合流水洗发时，可选择干洗发的方法。用干爽洗发露清洗头发的优势在于不但可以清除头发油污、异味，还可使老人不用移动，不用低头，静静小憩。

为老人选择使用的干爽洗发露，香味不宜太浓，要选择刺激性较小的，否则容易伤到头皮。

护理要项——

干洗头发护理顺序：

① 首先，在老人的肩部围上柔软的长毛巾，然后用温水喷雾器喷湿头发，用木梳轻轻梳理使头发蓬松。

② 用适量的干爽洗发露放在头顶，护理员用双手指腹轻轻揉搓，揉搓成泡沫状，一点点湿润到整个头发上（揉搓过程需要 3~5 分钟）。

③ 用温湿毛巾擦干洗发露的泡沫，然后拿干热毛巾包裹好头部等待 1 分钟就可去掉毛巾，顺便擦干，保持自然晾干。如老人感冒刚好或头发稀少，不可使用吹风机以免感冒反复。

小提示：

不论是干洗还是湿洗头发，最好选择在白天的上午或中午吃饭前时洗头发，尽量减少人工吹干头发，让头发自然晾干。

每日睡觉前，提倡为老人梳理 3~5 分钟头发，能自理的老人自己用双手指腹按摩头皮，会使老人很快进入睡眠状态，对刺激中枢神经也很有帮助。

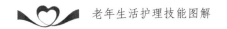

情景（149）　躺卧床上的老人洗发护理

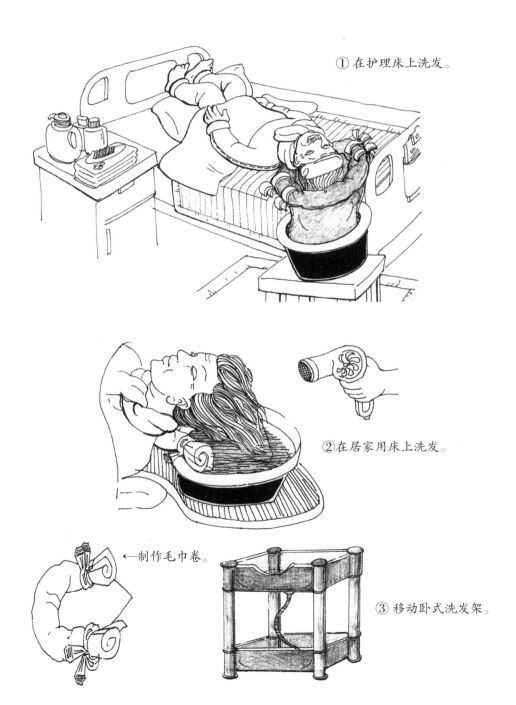

① 在护理床上洗发。

② 在居家用床上洗发。

←制作毛巾卷。

③ 移动卧式洗发架。

情景分析

不能自理的老人，只能在床上清洗头发，为能让老人更舒适地在床上完成洗发过程，护理人员要做好准备工作。介绍两种卧床洗发方法，一种是适合使用护理用床的老人，因护理用床有双床头，所以要求老人身体要倾斜地躺在床上，脚部垫上睡枕，使头部略微下垂，另一种是适合使用居家用床的老人，普通用床可选择没有床头的一边，准备程序比较简单。

两种洗发方法都需要制作毛巾卷。一种需准备不同高度的板凳、防水布、吹风机等。移动卧式洗头架在老年用品专卖店已有出售。

护理要项——

制作毛巾卷之洗头前准备：

用大长浴巾折成方形后选任何一角卷起，卷成马蹄状放在塑料袋上，将毛巾卷两侧和塑料袋边处合并夹上（如第 306 页所示），卷成毛巾卷。

① 在护理用床上洗发，先将防水布垫在老人的上身部位，脖子围上中长毛巾，再将制作好的毛巾卷枕在头后部，塑料袋底部放在洗面盆里，洗面盆下面垫上适合高度的板凳，板凳周围垫上废报纸，开始清洗时最好把老人前额和眼睛盖上小毛巾，以免洗发时水溅到眼睛里。

② 在居家用床上洗发，垫防水布之前，要用棉被或靠枕将老人的肩部垫起，防水布要垫到水盆底部，板凳与床的高度要一致，因头部离水盆很近，所以毛巾卷不用夹塑料袋。

卧床洗发过程：

轻轻按摩头、耳后、后颈部，将头发润湿，用适量的洗发露轻微摩擦头发 1 分钟左右，用已装好温水的容器围绕头发周边缓慢冲洗，同时用木梳顺着水流梳理头发。

吹干头发，因卧床老人头发不容易晾干，因此要用吹风机调到最弱程度，快速吹干头发，吹风机不要离头部太近（距离 25 厘米左右），从侧面开始转到另一侧吹，头发逐渐干爽后，要同时撤去所有洗发用具。

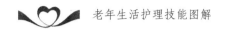
情景（150） 美发、修指甲、趾甲的护理

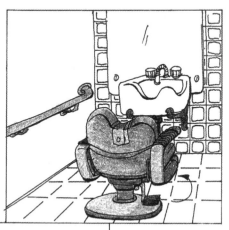

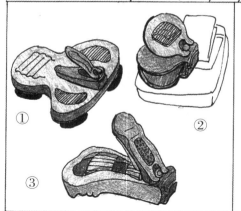

①固定在台面上的指甲刀适合偏瘫的老人使用。

②按面宽大圆形指甲刀，适合手指力量较弱的老人使用。

③携带指甲刀，剪下的指甲垃圾可直接收拾在指甲刀外壳里。

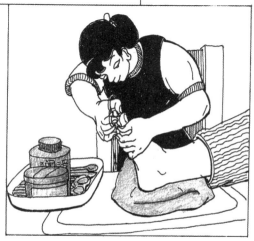

情景分析

给老人洗发有很多方法，根据老人身体健康状况每月可去专门理发店全面美发、美容一次，恰到好处的美发、美容可使老人充满活力，促进人体各器官的新陈代谢，增强机体免疫防御功能，推迟衰老进程和提高老年人的生活质量。

同时，还要注意老人的指甲和趾甲缝隙的清洗和修整。维护好老人的全身健康，是要靠在生活中点点滴滴的精心呵护取得的。

护理要项——

为老人在附近的社区内选择一处固定的美发、美容、美甲、足疗的服务场所。每月去一两次。选择保健场所首先要确认是否有专业技术服务资质，确认其是否备有无障碍安全设施（如美发店要备有扶手，可回转、升降座椅，可伸缩使用的水龙头和专用的洗发台面等）。另外，护理员要提前为老人做好预约工作，使对方有准备地按顺序安排服务的时间；老人也有充分的时间作外出准备。

指甲里面的细菌很多，抓挠皮肤时会使皮肤破损，露出血痕，细菌会乘虚而入，在破损的部位造成感染。因此，老人的指甲不宜留得过长，应经常修护，保持指甲在1毫米的长度即可，修剪后要用指甲刀的反面锉平滑。

老人的趾甲通常又脆又硬，如不经常修趾甲，很容易压迫脚趾内肉产生疼痛而影响正常行走。剪趾甲前最好用温水泡脚，使趾甲变软，尽量选择专用趾甲剪刀修理趾甲，能自理的老人尽量坚持自己修护手指甲、脚趾甲，对活动筋骨、增加身体的柔韧度都是很有帮助的。

> **小提示：**
>
> 护理员应掌握理发、剪头、修指（趾）甲等生活技能，可随时为居家老人提供服务。

第七章 康——
早期发现老年认知障碍、预防老年性痴呆

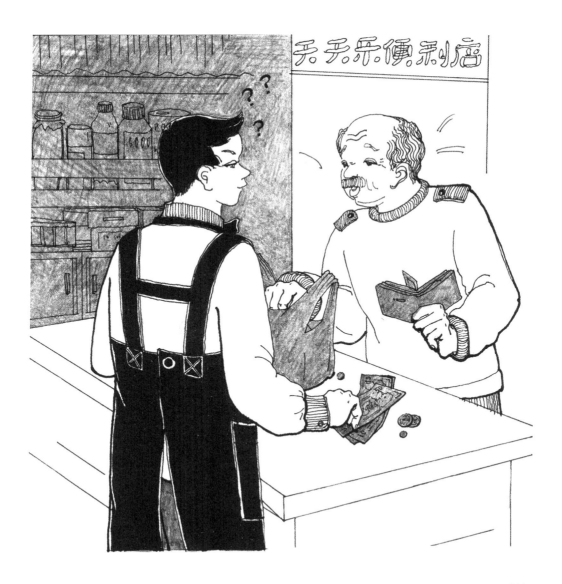

第一节 老年性痴呆的前兆

情景（151） 早期发现老年认知障碍

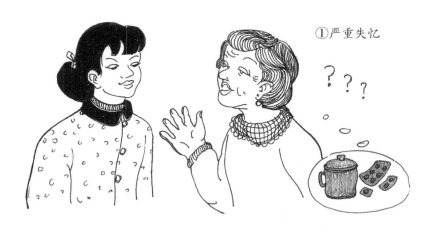

①严重失忆

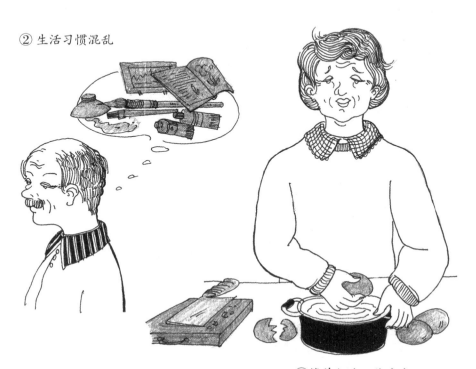

②生活习惯混乱

③简单行为不能完成

情景分析

认知障碍是大脑活动出现障碍，记忆力和判断力衰退的病状，起因源于脑梗死和脑出血引起的脑细胞坏死、小脑萎缩等，主要是其环境变化所造成的。如房屋搬迁、老伴突然病逝、离休退休、事业失败等，给本人造成重大的精神伤害时都容易患认知障碍。认知障碍严重的为老年性痴呆（阿尔茨海默症）。所以早期发现老人认知障碍，并给予积极的关切与良好的护理，对防止老年性痴呆很重要。

护理要项——

早期发现认知障碍：

① 严重失忆：平时所使用的家用电器（如电视、洗衣机、电话等）突然不会使用，刚刚做过的事情（如吃过的药、刚做完饭等）完全不记得，在短时间内重复同样的话和事情。

② 生活习惯混乱：常年保持的生活习惯和兴趣爱好突然消失，原本很简单的事情，觉得很烦琐，导致不情愿去做。

③ 简单行为不能完成：不能完成简单的计算，进出不关门，上完厕所不提好裤子，做菜时重复放盐或忘记放盐，使菜看不是极咸就是极淡等异常表现。

小提示：

认知障碍老人不仅仅是单纯忘记事物，注意还有一些其他症状区别于认知障碍（如脑损伤、脑膜下血肿、抑郁症、酒精中毒症）等。无论何种症状，应尽快去医疗机构确诊，及时给予老人医治。

情景（152） 早期发现老年认知障碍积极咨询、诊断

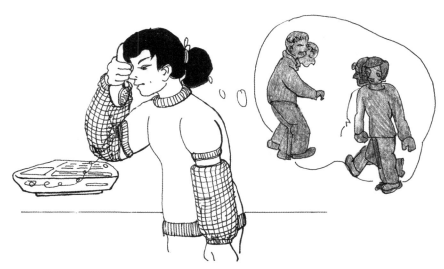

发现有异常现象及时与家人联系。

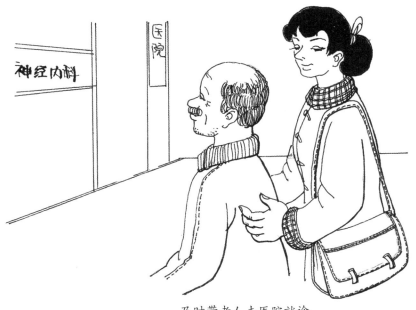

及时带老人去医院就诊。

情景分析

老年认知障碍起病缓慢，早期表现为近期事物记忆力减退，个人性格略微改变。病情进一步发展会出现远期事情记忆力消失。理解、判断、计算等一些智能活动全面减退，还会出现饮食不知饥饱、外出不知归家路等生活上不能自理的现象。

发现患有认知障碍后，需要身边的亲人或护理员陪同老人一同去咨询有关专家会诊，主要就诊神经内科、老年病科、应用 CT（脑断层摄影、核磁共振等来诊断脑部的情况）。

护理要项——

对于认知障碍初期的老人（记忆力减退、发呆、多次重复一件事）如能得到家人、护理员的精心护理，适当、圆满地对应处理好老人在生活中出现的异常状况，完全可以维持原本的正常而安定生活。如果护理时出现难解决的问题时，家人或护理人员不可自行处理，要及时与专家医生联系，寻求医生的诊断、治疗。

劝导老人去医院诊断时，不可直接向老人表明原意，可以商量的口气说些不相关的理由"好像最近您睡眠不好，去看看医生怎么样"等，使老人自愿而主动地配合陪同人员去就诊。

> **小提示：**
>
> 认知障碍的老人因反应迟钝，自身有了病痛不能及时诉说，因此护理员要随时观察老人面部是否变红、发烧或有痛苦表情，发现异常及时带老人去医院就诊，以免病情加重。

第二节　认知障碍的状态
情景（153）　记忆力减退、健忘

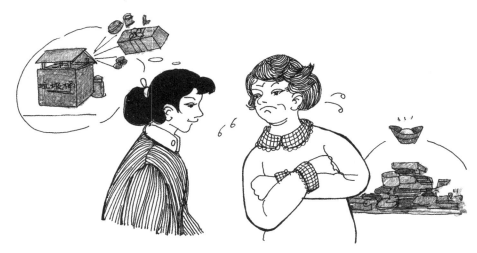

认知障碍的老人常将废纸盒和塑料袋视为珍品。

认知障碍的老人买东西付钱后还会反复问多少钱。

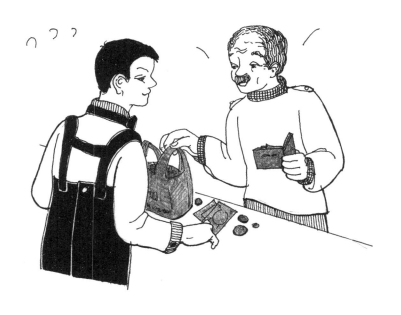

情景分析

主要表现在记忆力减退，如刚刚做完的事，立刻失去记忆，想也想不起，判断力下降，"今天是几号？自己该做什么？"失去准确判断，理解能力低下，忘记自己儿女的生日，不理解对方说话的内容，拿钱买东西，不理解为什么还找钱回来。

护理要项——

几种对策：

对记忆力减退者：认知障碍的老人常爱将废纸盒、塑料袋视为珍品收藏。不允许别人乱动，一副独霸收藏宝物的状态，使家中脏乱不堪。对此，不必与老人理论，只需在老人看不到时扔掉就可以了。因认知障碍老人记忆甚差，被扔掉的废旧物品，老人是记不起来的。相反，贵重物品要收藏好，免得老人取出后扔了或被别人轻易骗去。

对判断力下降者：认知障碍的老人外出后经常不识归家路，这是很大的安全隐患，因此可准备一张小卡片放在老人的衣袋中，卡片上写明老人姓名及家庭住址、电话，便于联系。多让老人记住邻近小区的建筑物、路标、街道名称等会提升老人的判断能力。在家做娱乐活动时，多选择那些锻炼大脑的活动，如打麻将、下象棋并尽量提示老人自己出牌，计算分数。

对理解能力低下者：护理员、家人要负起责任，经常有意识地让老人去邻近便利店买同样物品，锻炼独立结算能力，回家后自己记账，反复训练。

> **小提示：**
>
> 一旦患有老年认知障碍，生活护理要比治疗更为重要。

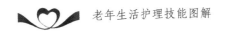

情景（154） 个性改变、错觉、妄想

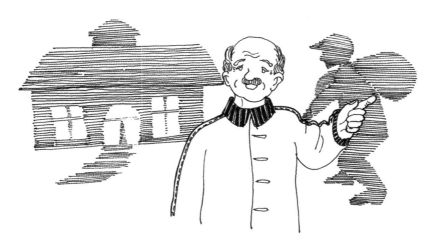

老人怀疑猜测的心理较重。

老人夜间突然大喊大叫，行为古怪。

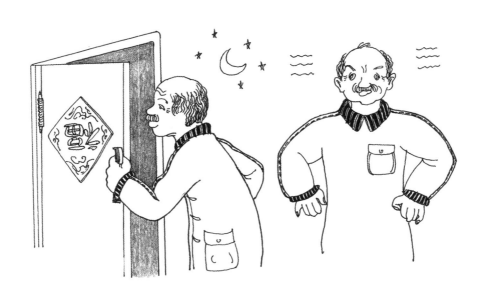

情景分析

主要表现在突然生气、行为古怪、妄想等行为等。

① 性格突然改变：遇事容易发怒，怀疑猜测心理较重，态度突然转变。

② 怪异行为：夜间突然起床大声喊叫，或一直重复相同的动作，有让人无法理解的行为出现。

③ 妄想：看不见的事物说看得见，经常产生各种幻觉、错觉。

护理要项——

家庭护理注意以下几点：

① 饮食上要选择清淡、营养丰富、容易消化的食物，如果吃鱼、虾，要帮助将鱼刺取出，虾壳剥掉，以免鱼刺、虾皮噎喉，一些刺激兴奋的饮料，如酒、浓茶、咖啡不宜多喝。

② 患老年性痴呆的老人睡眠日夜颠倒，影响家人睡眠和工作，如老人夜间不眠严重时，可以适当地给予安定片服用助眠。

③ 老人的日常用品，应放在其看得见、容易找得到的地方，硬性工具等危害物远离老人的视线，不用的药品、消毒剂、香皂等不要放在老人的房间。

④ 从简单的事情入手培养老人生活自理能力，每日应把老人要做的事情写在日历上，利用报鸣钟等帮助老人进行日常的规律生活，手把手地教老人做些力所能及的家务，如扫地、擦桌子、刷碗，整理床铺、衣物等，逐渐培养认知，老人的生活能够慢慢恢复原来的自理状态。

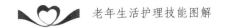

第三节　与认知障碍者的接触

情景（155）　如何正确应对老人的认知障碍

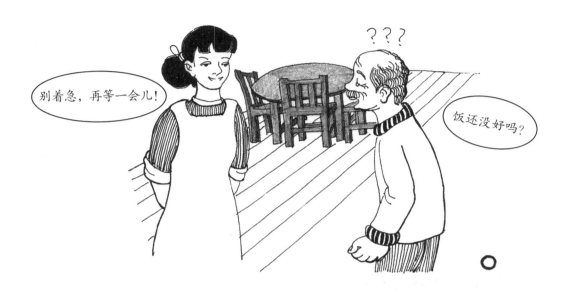

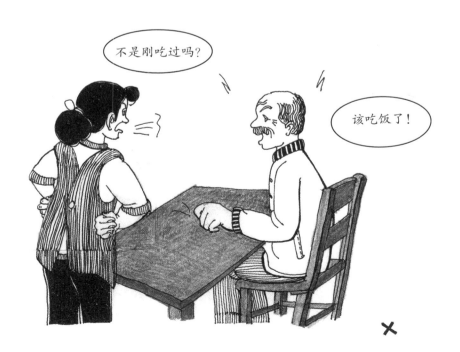

情景分析

记忆力减退：认知障碍老人并不知道自己处于何种状态，不清楚自己做过什么，本人始终处于不安的思想状态，对于这种状态，护理员不要对老人正面强硬说教，而是要侧面得到本人的认可。护理员如果此时用强硬的态度正面应对，会使对方产生更多的心理压力。如原本已经用完餐（吃过饭）而认知障碍老人认为还没开始用餐，会反复追问"饭还没好""怎么还不开饭"等，在这种情况下，护理员要采取耐心劝解的态度帮助老人分散精力。

护理要项——

采取耐心劝解的态度的例子：认知障碍患者在做菜时，本来已经放过盐和调料，因记忆力下降却不记得了，又继续放盐和调料，作为在旁边的亲人或护理员不能怕浪费锅里的食物而与老人争论起来，以"都放过盐了，怎么还放盐，这菜不能吃了"等正面否定的语言去禁止老人，会使老人对做菜和做任何事情失去信心。应该用耐心的态度和鼓励的语言"大娘做的这菜味道真好吃，以后得教教我"，增加老人对以往做菜好吃的自信，慢慢能回想起原来放盐、调料的剂量。

对老人用餐后，还会问"饭还没好吗？"等失去用过餐的记忆时，护理员不可马上反驳，以"不是刚吃过吗！"等正面冲突回答，这会使老人情绪激动或低落，易造成暴躁行为。相反用耐心的态度，灵活地转移老人翻来覆去的问话，"对不起，再等一会儿"等延续用语，会使老人在短暂等待时忘记事前说过的话，对护理员的劝解逐渐得到认可。

情景（156） 对认知障碍患者表达亲和感

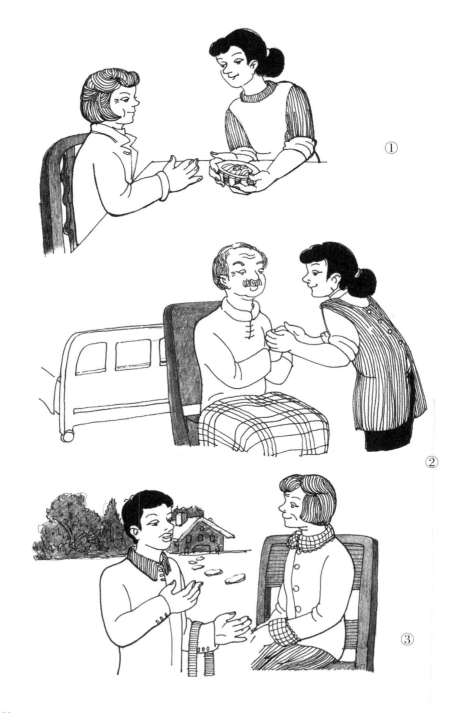

情景分析

虽然认知障碍患者的理解能力和判断力下降，但他们的感性意识还是非常敏感的，在护理认知障碍老人的日常生活时稍带有冷漠态度，患者会有所处的环境对自己不利、不是自己要常住的地方、周围的人不可信等不安情绪，会马上拒绝护理和交流，或自行徘徊走动，焦虑不安。所以护理人员应积极主动地亲近患病老人，促膝谈心，避免与老人有生疏感及冷漠感。

护理要项——

对患老年性痴呆老人表现亲和感的语言问候：

护理员应在老人做事时多夸奖，如老人自己做完饭，护理员要表扬说"做得真好，能不能教教我做""都放的什么调料这么香"等称赞语言，引发老人对做料理的兴趣，逐渐恢复正常生活。

表达亲和感的肢体动作：

时常握握老人的手，轻轻拍拍老人的肩膀，摸一摸老人的额头，捶捶背等肢体动作都会使老人身心感到温暖、舒服。

亲和感会使老人对所处环境安心：

在老人口渴时倒好一杯白开水放在旁边，吃饭前为老人削个苹果吃，天气好的情况下陪着老人去户外近处散步、购物等活动，让老人感觉到在熟悉的环境周围有亲人、朋友在身边。

> **小提示：**
>
> 老人患有认知障碍后，并不是什么都不记得、不知道，过去的生活习惯和记忆还是会时而出现的，护理员要尽量了解老人的生活经历，积极地帮助老人恢复记忆，逐渐恢复原来的生活习惯，发挥老人的特长和兴趣爱好，鼓励老人多做自己喜欢做的事。

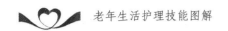

第四节　认知障碍老人的护理
情景（157）　认知障碍老人的用餐前后

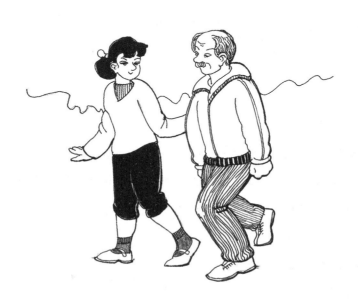

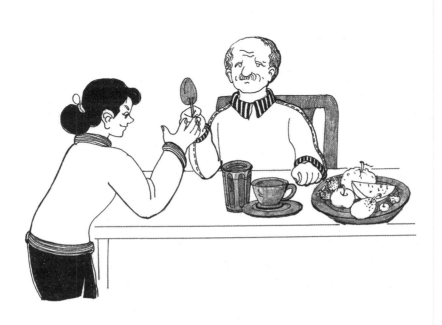

情景分析

老人在患病时,用餐、排泄和洗浴等行为都会有不同程度的难异问题出现,无论多困难和多不方便,护理关键是要掌握老人基础生活习惯,尽快解决认知障碍带来的难异现状。分散老人固执思维,转移活动范围,引导老人逐渐回到现实生活中来。

护理要项——

用餐后的护理:

认知障碍老人就餐时可能产生许多问题,如刚刚用过餐之后,虽然是满腹状态,但大脑中枢已忘却用餐的过程,而继续要求用餐。这时在身边的亲人或护理员不要强硬地训斥老人,应用缓和及商量的语气,如"正准备做、""稍等一会儿",让老人觉得自己的要求可能是急了些,而不是无理或强求。这样老人会很平静地等待,随之护理员可以劝导其喝茶、吃水果,或者提议"咱们饭前散散步吧!"等语言来转移老人总想着用餐的念头,这样不但可以达到饭后散步以助消化,还可达到呼吸新鲜空气的目的。更换环境,忘记还要吃饭的意念。

小提示:

如发现患病老人对于就餐非常淡薄,不按时进餐时,护理员要在料理的味道上找原因,精心调理,增加其食欲,如老人已到拒绝用餐的程度,应及时请专家医生诊断。

情景（158） 对认知障碍患者明确外出目的

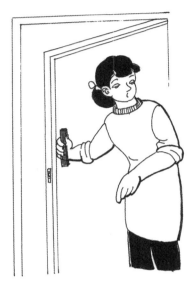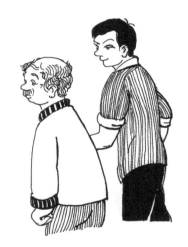

选老人感兴趣的事物激起老人
外出活动的愿望。

老人突然想外出看花赏景，
应及时配合，立即行动，以免
过后反悔。

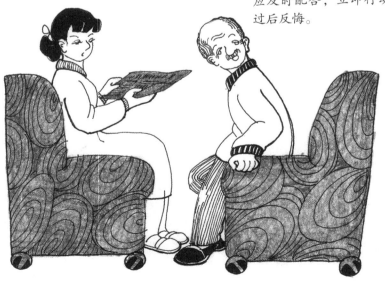

情景分析

"往这边走""快点，来不及了"等命令、催促语气，会使患病老人感到被人指使，被动做事会让老人心里不舒服、不认可、不接受。经验表明，如果在照顾认知障碍老人的过程中，常用强硬语气与老人说话，老人会拒绝接受护理。

一旦发生老人对某位护理员有拒绝接受护理的态度时，要马上找其他护理员替换，不要抱着接触时间长了就会习惯的想法，患病的老人不会因某位护理员的强硬态度而改变意志，只能加重老人产生对被护理的抵触情绪，激化病情严重。

护理要项——

明确而有意思的外出劝导：

简单和生硬的态度都不适合与患老年性痴呆的老人的沟通，因此护理员在劝说、问候时应明确表达目的性。如劝导外出去医院时，首先要从室内走出去初步达到外出目的，可用老人突然感兴趣的事物吸引去室外，用"院子里的鲜花全开了，我们出去看看"等目的性较强的语言引导老人，使之忘记外出是去医院而产生不安情绪，以去室外看花、赏景等有意思的事情来吸引老人。

小提示：

认知障碍老人不可单独外出，护理员一定要跟在旁边，尤其是外出，不仅要考虑老人走失的应对措施，还要考虑老人身体的健康变化，室外运动量比室内要大，注意要补充水分和适当休息。

情景（159）　认知障碍老人如厕前后的行动

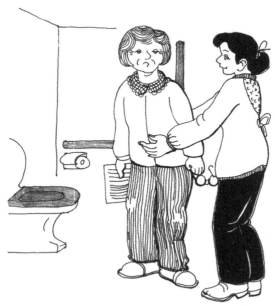

患病老人在厕所、走廊徘徊不知自己的卧室在哪儿。

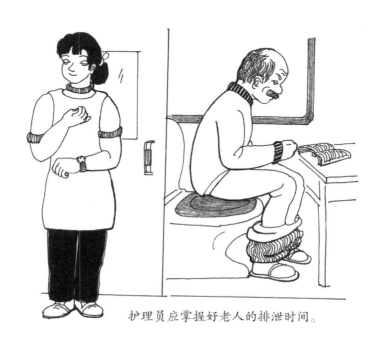

护理员应掌握好老人的排泄时间。

情景分析

因排泄引起的问题：

认知障碍老人在大小便不能及时判断或控制而导致失禁时，该怎么办？大多数老人在患认知障碍前的不良生活习惯发病后会导致更加严重，如习惯在厕所里久坐，长达 2~3 个小时的大有人在。

去厕所排大小便也是认知障碍老人不情愿和难解决的问题，特别是夜间从厕所出来后找不到自己的房间而产生恐慌、不安、急躁等情绪。

护理要项——

据认知障碍老人的态度来判断是否要大、小便，发现老人说话急躁、声音变大、态度突然转变等都有可能是想上厕所的前兆。另外如老人有坐立不安时都应引起亲人和护理员的重视，要马上问候是否去厕所方便一下，每日记录患病老人的大小便时间，掌握老人的排泄规律。

注意观察老人排泄时间不宜过长，现代生活虽然有干净、舒适的如厕环境，但排便不能超过 10~15 分钟（便秘患者除外），排尿时间 1~2 分钟，尽量不让老人在厕所里养成看杂志、书籍的坏习惯，以免分散排便的精力。

家人或护理员要特别注意夜间患病老人如厕后，会在走廊左右徘徊，不知道如何回到自己的卧室，很容易打开大门外出走失。因此时常带老人反复辨认卧室和厕所之间的方向，在厕所、卧室的门上做出明显标记或在通道上粘上彩色标记。

小提示：

白天应按老人的习惯，定时去厕所排泄；夜间尽量在自己房间内使用移动座便，也是防止老人外出走失的一种方法。

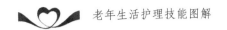

情景（160）　认知障碍老人入浴前后的反应

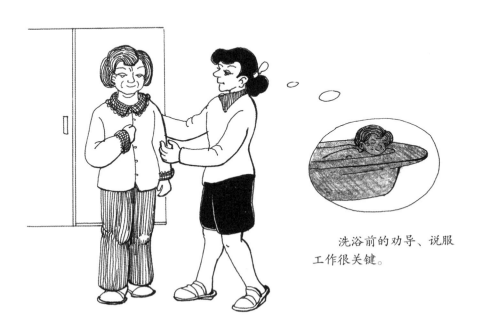

洗浴前的劝导、说服工作很关键。

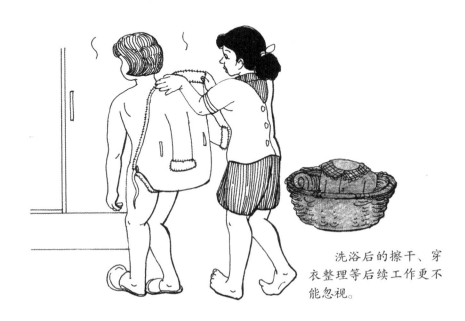

洗浴后的擦干、穿衣整理等后续工作更不能忽视。

情景分析

关于认知障碍老人的洗浴：

经常保持清洁、洗浴，对康复认知障碍，恢复正常生活习惯都有积极的促进作用。洗浴不但能促进血液循环，还会让老人感到洗浴后的清爽舒服。

准备洗浴、入浴前要向本人说明目的，否则认知障碍老人有可能拒绝洗浴。

洗浴前后的准备很关键，护理洗浴过程中亲人或护理员要完全跟在身边，稍有疏忽会出现措手不及的情况，造成不必要的麻烦。

护理要项——

准备入浴前非常重要的是先消除老人的抵触情绪，因认知障碍老人与正常老人不同，应更有耐心地陈述洗浴的好处，从对身体健康有益，到洗浴后会使本人感到格外轻松舒畅等。

护理员不但要做好老人洗浴前的各项准备工作，同时洗浴后的准备也要做好，防止刚洗完澡，老人不穿衣服就往外走或没有擦干身上的水就穿衣，错拿脏衣服穿在身上等。

培养认知障碍老人良好的情绪和洗浴习惯，从脱衣、洗澡、擦干水、保湿护肤直到穿上干净的内衣、外衣等，培养老人有顺序地做好每一件事，以增进大脑思维意识。

小提示：

洗浴后的美容、美发，男性剃须、女性化妆等都可以提升老人对生活的美好期待，从而积极地热爱生活。

情景（161）　认知障碍老人入浴护理注意事项

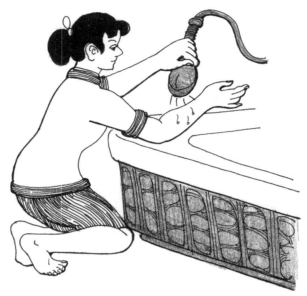

洗浴的水温在31~38℃，浴盆水温在38~40℃。

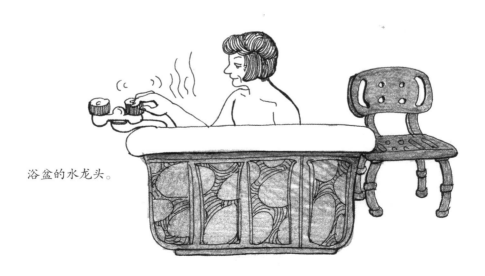

浴盆的水龙头。

情景分析

最开始说起要去洗浴，认知障碍老人可能会出现抵触情绪，首先是要脱掉全部衣服，太害羞，因此要考虑到陪同一起去澡堂内的亲人或护理员一定是同性，最好年龄相差比较近，相差 5~10 岁。另外还有一种因素就是阴雨天气也会导致不想洗浴的情绪，因此要让老人安心放松地去洗浴，就得先消除老人的顾虑，之后根据天气情况，选择最佳洗浴时间。

护理要项——

为避免意外发生，进入浴室前要先把水温调好，淋浴水温在 37~38℃，浴盆水在 38~40℃，检查淋浴用椅和洗浴用具是否备齐，是否放在浴盆边，以免洗澡期间离开老人取所需用品。

与正常老人洗浴不同的是，从开始到结束，完全由护理员安排顺序，要在规定范围内尽量让老人自行搓洗，洗发露、香皂、沐浴露瓶子等过硬物品不可放在老人身边，以免老人随时将液体当作饮料喝到嘴里。

护理洗浴时，要求护理员的视线不能离开老人，因为稍不注意，患病老人就会拧开水龙头，一旦拧开热水，容易造成烫伤，拧开凉水也会惊吓到老人。出现这些意外情况，会使老人增加对洗浴抵触、恐慌等情绪。

小提示：

为更轻松、安全、安心地完成洗浴，一是用完液体洗浴剂后，马上收拾起来，二是调好水温后，将水龙头开关处用手巾包好系紧。

第五节　对患有较严重的老年性痴呆患者的护理
情景（162）　老年性痴呆患者的生活环境注意事项

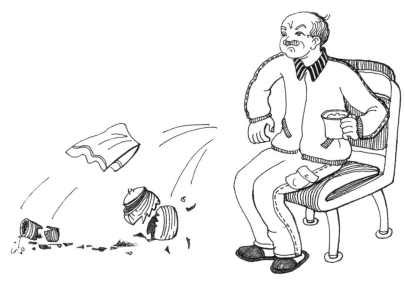

落地的玻璃碎片和茶碗碎片要及时打扫干净。

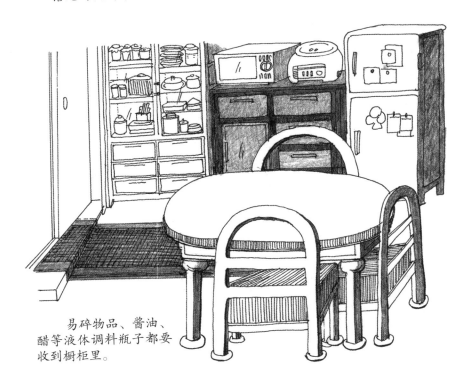

易碎物品、酱油、
醋等液体调料瓶子都要
收到橱柜里。

情景分析

对于患老年性痴呆的患者的妄想行为、喜怒无常、随意吃异物行为等，如能适当、耐心而圆满地对应护理，老人完全可以康复到原来正常而有规律的生活。因此，家人或护理员要积极地咨询相关医生，遇到极难异常症状时，尊重医生的建议，用科学的方式善待老人，一切生活上的困难都是可以克服的。

护理要项——

避免室内物品造成障碍：

① 出入门处要设有明显的标记，并且放置的家具要大一些，尽量选择椅子，桌子的外边缘是弧形且圆滑（凡是手能触摸到的地方）的。

② 容易打碎的物件，要放到带门的橱柜里，煤气、电器等开关都要关闭好，安装在患病老人看不到拿不到的地方。

③ 酱油、醋、调料、油等食用液体不要放到明面处，更要注意的是，非食用液体（如洗碗剂、洗衣剂、消毒剂等）要放到专门的储藏箱子里封好，使用后不要忘记把封好的箱子放到收纳室内。

在老人对自己所做的事情并不知晓，稍有不快突然发怒，猛烈攻击他人或自己时，家人或护理员不要追究老人发怒的原因，要多帮助其转移现状，让老人逐渐缓和激动的情绪。

小提示：

发现老人自残或打碎窗户、物件等暴力行为时，首先在保护自己（护理员、家属）安全的情况下，用最快的速度把老人手中的物件夺走，事态比较严重时要及时送往医院，以免双方造成严重后果。

情景（163） 缓解老年性痴呆患者的自残行为

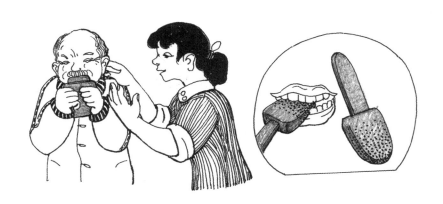

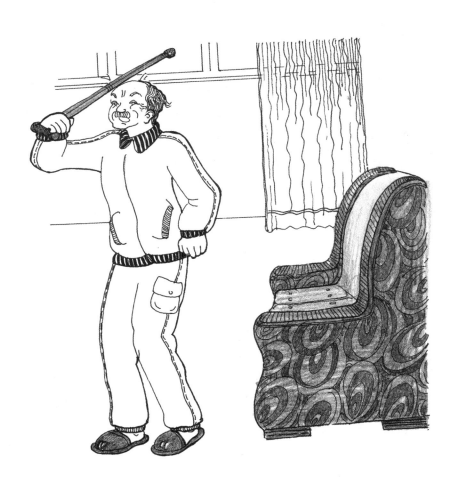

情景分析

针对老年性痴呆患者的身体安全保护，护理员首先要注意对身体容易造成危害的物品不要放置在患者身边（如纸巾、塑料袋，还有非饮用液体物等）。患老年性痴呆的患者不分饥渴，经常随意抓到身边的任何物品放进嘴里吃掉，因此会给自身造成危害。

室内环境要改造成老年性痴呆患者专用房间，门窗改造，家具更换，减少室内物品摆放。

护理要项——

实用生活用品，剪刀、水果刀、玻璃器皿等，容易造成危害的实用性物品不放在患者房间。

容易吞嚼的小型物品，如小药盒、药瓶、线团、报纸、瓶盖、塑料袋等应随时收拾好，不可留在房间里。特别是非饮液体物，饮用要比吞嚼快得多，发现老人误饮后，要及时去医院清洗胃肠，一旦异物进入患者的口中，护理人员应尽快用"开口棒"将老人的嘴支开，用纱布条把自己的食指包上，借助开口棒旁的缝隙伸进老人的嘴里将异物取出。

患老年性痴呆的患者所住的楼房不论几层，房间内窗台离地面的高度也是有要求的，最低要在1.5米以上。如窗台比较低，就要安装防护栏杆。

患老年性痴呆的患者房间内家具尽量要减少，留有床头柜、床、桌子、椅子、衣柜等基本常用家具即可。

小提示：

室内家具不得离窗台太近，至少要离开1米以外，并且是固定的，以免患者利用家具的高度从窗口跳出发生意外。

情景（164） 缓解老年性痴呆患者妄想和疑心的行为

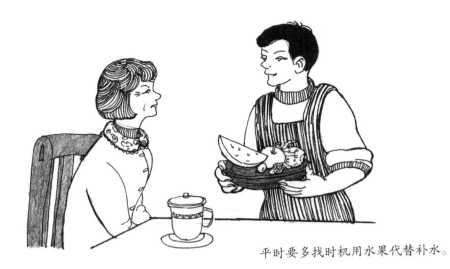

平时要多找时机用水果代替补水。

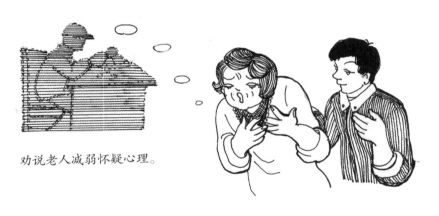

劝说老人减弱怀疑心理。

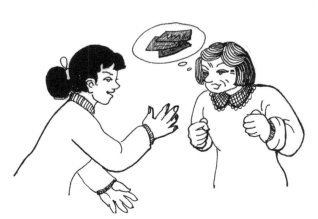

安慰老人丢失的钱财能找到。

情景分析

患有老年性痴呆的患者，时常引起心理不安状态，产生或相信幻觉中不存在的事情。如在某个地方看见已经去世的人跟某人说话，经常怀疑周围的人偷了他（她）的东西了或"谁又要来伤害我"等不安的心理状态，这些症状都属于较严重的认知障碍表现。因此要及时缓解，逐渐削弱老人的过激情绪，应灵活婉转解决所发生的问题。

护理要项——

如何应对老年性痴呆老人患者的妄想症：在患者发作时，护理员或家人不可正面与患者说理，要顺着老人话题去解释、劝解，让老人安心平静下来。如当老人说："昨晚我家来鬼了，偷吃了好多东西！"护理员应回答"没什么，我已经把鬼赶走了，不会再来了"等应对语言，解消老人不安的情绪。

遇到老年性痴呆患者疑神疑鬼，怀疑别人偷盗类话题出现时，"是你偷了我的钱""我的银行卡不见了"等，护理员可回答"别着急，马上帮你找一找，一定能找到的"确定性语言，会减弱老人怀疑的心理，"是不是自己忘记放到什么地方了"，老人会自我反省是不是误会家人和护理员了。

小提示：

老年性痴呆患者经常因情绪变化快、消耗体能，容易脱水，老人又不能正常自觉地饮茶、饮水，因此家人、护理员多拿些老人喜欢吃的水果放到明显之处，有意提醒老人多吃水果。

情景（165）　促进老年性痴呆患者的记忆力及判断力

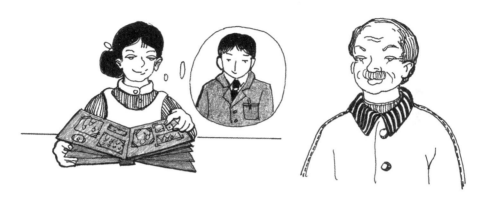

看相册帮助老人回忆年轻时的工作场景等。

在房间的出入口处安装感应器，以防老人出走。

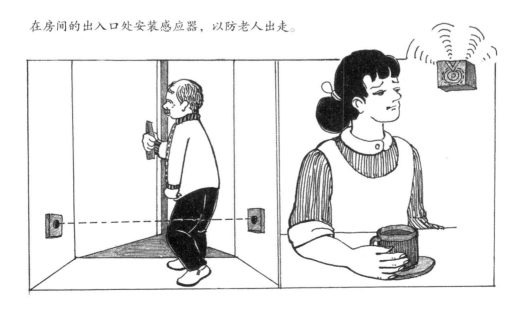

情景分析

有目的地与认知障碍老人沟通、交流，回忆年轻时的那些事，能活跃思维，增强记忆力。

根据个人爱好，播放各种音乐、电视连续剧，引发老人联想起与自己相关的生活兴趣，增进与家人、社会成员的情感沟通。

增加判断能力的方法有很多，判断事情可做不可做，辨别食物的味道，确认物品的名称等，根据实际情况，培养老人的判断能力。

防止患认知障碍的老人单独行动，采取安全措施，以免老人走失，带来连锁性的危害。

护理要项——

增强记忆能力：

退休后，会使老人孤独、寂寞，加重认知障碍的复发，因此可经常陪同老人回到以前工作过的场所，回忆上下班的道路，去老同事家看望、问候一下，多看看以前的生活照、工作照，鼓励老人讲讲当年一些有趣的事情。

增进与家人、社会、朋友之间的沟通：

陪伴老人一起去社区活动中心，发挥老人的特长，通过一些集体活动（保健操、跳舞、打乒乓球、下象棋、打扑克）来增加老人与他人交流感情的范围。

增强判断能力：

每隔一天，在室内，把一些小件物品放在小包中，再一个一个地拿出来让老人辨认物品的名称。吃水果时辨认是什么水果，将各种颜色的豆类放入同一盆中，让老人练习从盆中捡出同样颜色的豆子，每日坚持练习。在室外辨别植物、动物、街道、门牌号以及去商场购物、需要购买的东西种类的区别。应该几时回家，回家的路线，以及自家的小区名称、几楼几号等，都可以提高老人的识别能力。注意：在家出入口处安装感应器，可以在老人出入时报鸣，通知家人或护理员，以防老人走失。

情景（166） 老年性痴呆患者外出行走失踪等注意事项

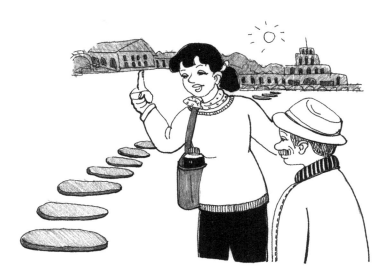

明确行动方向与老人反复说明行动目的，如购物、参观、看画展等。

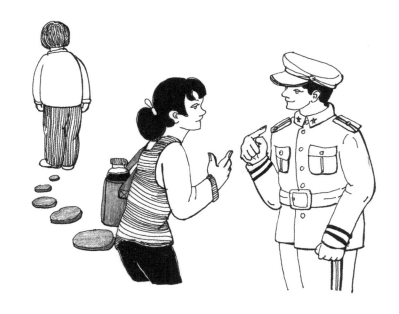

与老人失散后，最快速寻求临近民警、小区保安人员的帮助。

情景分析

对老年性痴呆症患者，在生活规律上要保持正常化，在夜间保持良好的睡眠，白天按时吃饭，适当的外出活动是非常必要的，但外出时必须有家人或护理员陪伴。

外出时，为防止老年性痴呆患者在身边无熟人时独自走失，务必为老人带上智能手环。一旦老人走失，护理员应在第一时间寻求周围社区人员、便利店、过往行人、民警同志等的帮助。

护理要项——

外出时，由于患病老人没有明确的方向感和目的性，很容易迷路、走失，所以一定要由家人或护理员一起随行，出门前要准备的物品都要准备全，老人的着装要色彩明亮、大方。护理员不要忘记带饮水杯，防止老人脱水，出发前表明行动方向以及目的性，要反复与老人沟通说明，不要认为老人听不懂就不予沟通。

在外时，要随时观察老人的身体状况，如是否要喝水、是否要吃点东西、是否要去厕所等，发现身体疲惫时，劝导其返回。不宜让老人过度疲劳，会使认知障碍加重。

一旦发现与老人失散，第一时间寻求临近的民警、小区保安人员帮助，描述老人的着装特征、性别及年龄，留下联络电话、微信。

小提示：

在老年性痴呆患者的脖子上挂一张名片，写上家庭住址、亲人、朋友、电话、社区养老机构等的联系方式，有助于寻找时确认身份。

第八章 福——
共创健康、和谐、幸福的家庭

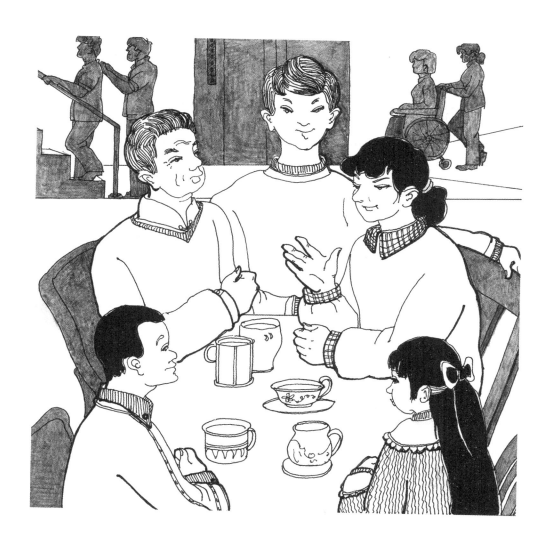

第一节　老年人易患疾病

情景（167）　脑血管障碍疾病

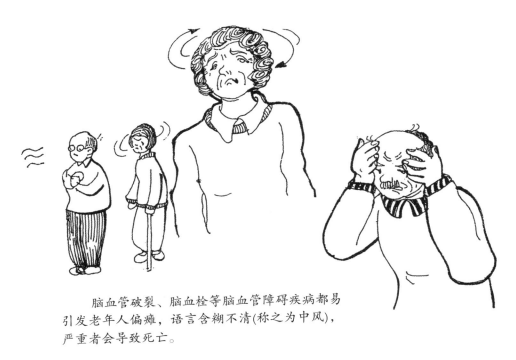

　　脑血管破裂、脑血栓等脑血管障碍疾病都易引发老年人偏瘫，语言含糊不清(称之为中风)，严重者会导致死亡。

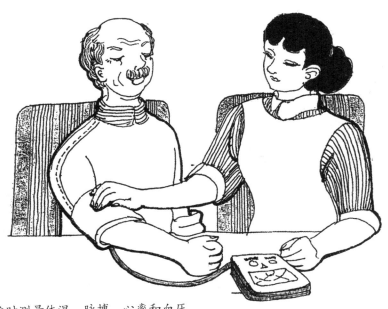

　　按时测量体温、脉搏、心率和血压。

情景分析

脑血管障碍疾病大致分两种：

脑血管破裂、堵塞引起脑细胞死亡，引发强烈头痛、呕吐、偏瘫以及昏厥等症状。

血栓型脑血管障碍是血管中形成血栓，使血液不易流通，引发偏瘫，语言含糊不清（称之为中风），严重者会导致死亡。

护理要项——

对于发生脑血管意外的老人在急性期的护理是非常关键的，可直接影响到愈后情况，必须加以重视。

脑血管障碍疾病的老人大多神志清醒，应防止患者过度悲伤和焦虑不安，需要让老人静卧，多问候，安慰老人，做一些肢体按摩，促进血液循环。

发病后24小时可适当地活动一下偏瘫的肢体或轻轻翻动身体，避免长时间固定于一种姿势而引起压疮或肺炎。

对于长期卧床的脑中风老人，由于体位不变的关系，呼吸道分泌物不能及时排出，加上局部血液循环受阻，容易诱发呼吸道疾病，因此护理人员要帮助其定时变换体位，翻身拍背，刺激咳嗽，促使分泌物排出。

小提示：

除去护理外，要注意观察病情，除按时测量体温、脉搏、心率和血压外，老人的意识变化，瞳孔的大小等都可供医生判断病情时参考，应随时记录。

情景（168） 高血压及心脏疾病

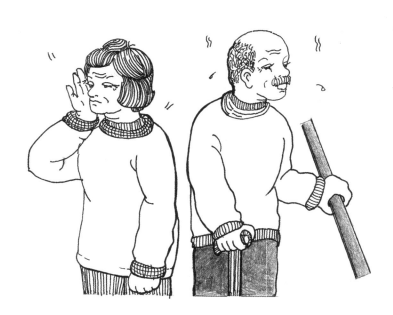

若老人出现言语不清、手足麻木、剧烈头痛、呕吐等高血压危险现象时，一定要先服降压药后再及时去医院诊治。

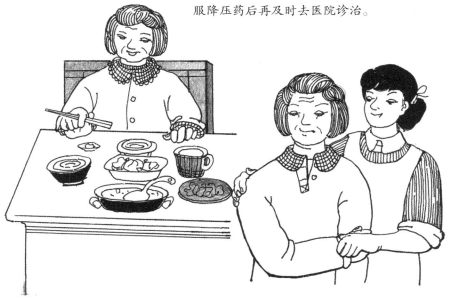

在饮食上少吃多油脂食物，以免过胖，影响心脏功能。

情景分析

当老年人有高血压早期表现，血压测量超过正常值时，就应积极治疗，万万不可忽略。血压总是逐渐升高，长期在高血压状态必然会导致心脑、肾功能的障碍，如心衰、心肌梗死等心脏疾病。为能早期发现，早期预防，应定期去医院做全面检查，熟悉高血压病理知识，以便进行针对性的治疗和增强自我康复保健意识。

一旦确诊是高血压，老人也不必惊慌，坚持在医生的指导下配合治疗，遵循正常的生活规律，一定能使病情稳定。

护理要项——

高血压老人的养生方式：

① 保持足够的睡眠和有规律的生活，饮食中要适当限制盐的摄入量，每日在 6~8 克，避免身体过胖。

② 每日坚持锻炼，如散步、打太极拳、做保健操，但不宜过度，否则会引起心慌、脉搏明显增快等副作用。

③ 提高社会适应能力，保持心理平衡，避免各种不良刺激的影响。

④ 戒除烟酒可以防止血压继续升高和影响心、脑、肾的功能。

小提示：

若出现言语不清，手足麻木，甚至出现偏瘫等脑血管病变或剧烈头痛、呕吐等高血压危险现象时，一定要先服降压药后再及时去医院诊治。

在饮食上少吃多油脂食物，以免过胖，影响心脏功能。

情景（169）　关于糖尿病

保持良好的心态，胸怀宽广，遇事乐观，避免精神创伤及过度劳累。

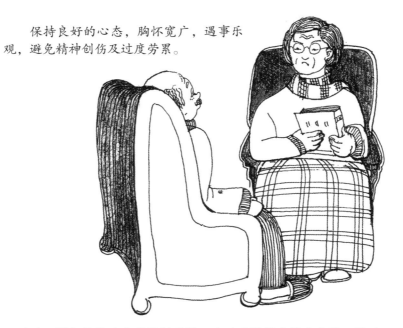

运动可增加抗体胰岛素的敏感性，有助于降低血糖和血脂，运动时间宜在用餐30分钟后开始，外出运动时，要随身携带少量食品，以防低血糖的发生。

老人穿的鞋要选择材质柔软、透气性能好、大小合适的，以便在运动、散步时，脚能有活动余地，避免挫伤。

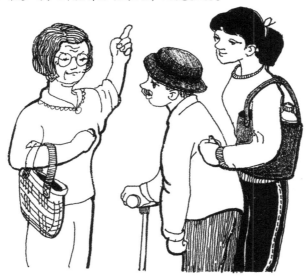

情景分析

糖尿病是老年人常见的一种内分泌代谢性疾病，早期没有明显症状，所以为保持健康的身体，最好是定期检查糖耐量，至少一年一次。在日常生活中应注意是否有明显发胖或消瘦、易疲劳、易感染、尿液浑浊等异常现象。早期发现，及时护理，控制和治疗。营养治疗对于纠正糖尿病患者代谢紊乱、消除症状、预防并发症发生和减少病死率、延长寿命有重要意义。

护理要项——

注意综合保健护理：

① 掌握有关糖尿病治疗的知识，树立战胜疾病的信心，结合老人自身的身体状况，调节饮食习惯。

② 切忌暴饮暴食，大吃大喝，均以营养配餐为主，少吃肥腻、甘甜、咸味较重的食物，以免胃热伤津，尤其不能饮酒，以免损坏肝部而引起糖尿病并发症。

小提示：

生活卫生方面：

① 注意皮肤清洁，尤其是足部、口腔、阴部的清洁，有炎症和创伤时要及时治疗。

② 指甲、趾甲不宜过长，当有皮疹或水疱时，不要擅自修剪处理，最好去医院做专门处置。

情景（170）　压疮及预防

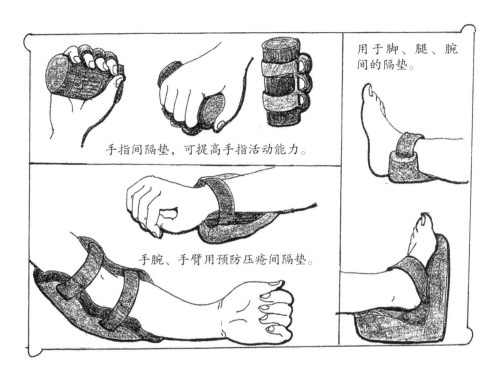

用于脚、腿、腕间的隔垫。

手指间隔垫，可提高手指活动能力。

手腕、手臂用预防压疮间隔垫。

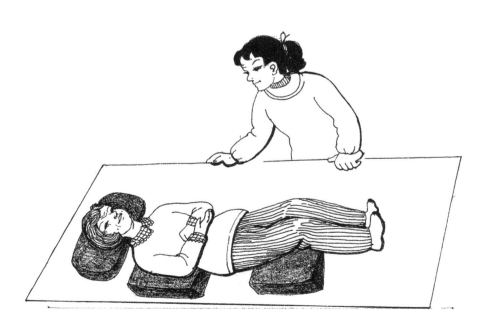

情景分析

瘫痪老人由于长时间躺、卧、坐姿势，不能自行翻身，身体受到压迫，血液不流畅，或小便失禁，多汗，使皮肤经常受潮，稍微移动，皮肤就会受到摩擦刺激而加速压疮的形成。压疮易发生的部位一般在骨骼突出部位，如骶尾部、髋部、足外踝高点、足跟、肩胛骨和颈等骨部位等。为预防压疮的发生，家人或护理员首先要定时给老人更换体位姿势，注意观察皮肤状态，利用各种辅助用压疮垫，缓冲皮肤压力。

护理要项——

定时更换体位是长期卧床老人预防压疮并发症的重要手段，因此，在为老人翻身时要注意以下几点：

为老人翻身前，如老人神志清晰，应预先问候老人，说明为什么要翻身及翻身的方法，以取得老人的认可和积极配合。

更换体位时动作要轻柔，要微微抬起身体转换部位，使身体部分略离开床面，千万不可采取拖、拉、推等动作，以免擦破皮肤。

根据老人的健康状况，参考变换体位护理技巧（第三章第三节躺卧时翻转身的护理），同时灵活利用各种防压疮垫，减轻局部皮肤受压。

要保持床铺清洁、平整、干燥、柔软，翻身后床单一定要整理拉平，确认床面无杂物。清洗后的床单不可浆和熨烫（因浆和熨烫后会使床单失去棉织物的弹性和柔软度）。

小提示：

如老人带有鼻饲管、尿管，各种引流管，输血、输液管时，翻身之前要放松，翻身后要检查各处管子是否脱落和受压。

情景（171） 感冒、流感

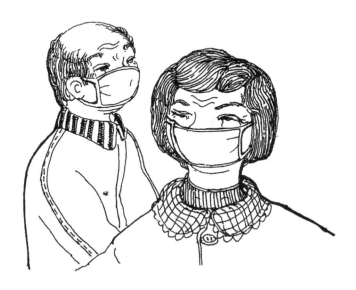

外出和进入公共场所时，务必戴上口罩，防止交叉感染。

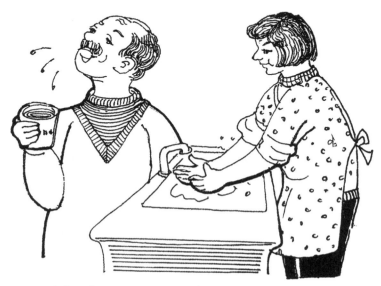

外出回来一定要漱口、洗手。

情景分析

对老年人来说，感冒症状千万不能忽视，轻微的感冒很容易转变成肺炎，特别是流感，感染力强，不但可以引发近40℃的高烧，而且导致关节、肌肉疼痛等其他综合征。

为预防感冒，要督促老人饭前需要洗手、漱口，感冒初期需要吸收营养价值较高、易消化的食物，发汗退烧后需要及时补充水分。

护理要项——

感冒初期的护理参考：

① 当老人出现鼻塞时，用食指分别在鼻翼两侧，自上而下来回搓擦，使之发热，增加血液循环，使鼻通畅还可预防感冒加重。

② 用热水泡脚，水温要比平日洗脚的水温度高点，40~42℃淹没脚背泡10分钟，使全身出汗，此时全身酸痛等症状会有所减轻，每日泡上2~3次。

感冒中期的护理参考：

当老人有头痛、鼻塞、流涕、咳嗽等较重状况时，可用100克老姜加温开水榨汁再加3倍蜂蜜，放入碗中，隔水蒸5~8分钟，趁热喝下，每日2~3次，如是风寒感冒，再加葱白2根，相反，风热感冒不加葱白。

关于感冒用药护理：

如上述护理一周左右感冒症状还没有缓解，要及时去医院进行检查，不可盲目乱用"头孢""沙星"之类的抗菌药物，否则会引发许多抗菌药的毒副作用。由医生诊断后，根据老人的身体状况严格按医嘱服用药物，才是家人及护理员最需要把握好的重要事项。

小提示：

老人在服用感冒药后，很容易犯困，要防范不慎跌倒，造成摔伤、骨折等意外。感冒期间，尽量减少外出活动，在室内要注意室内卫生，并每日保持30分钟打开窗户通风。

情景（172）　骨质疏松症

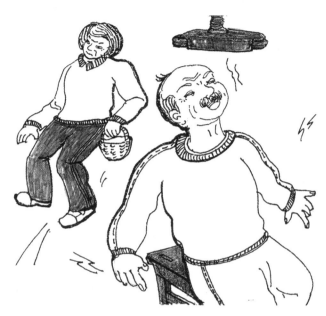

　　骨质疏松症严重的老人，轻微的磕碰或身体姿势变换都可造成骨折等现象。如走路时被小石子绊倒、上凳子换灯泡摔倒。

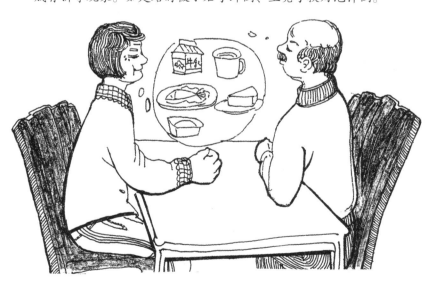

　　患有骨质疏松的老人，平时要防止偏食，饮食上要增加钙质较多的食品。

情景分析

骨质疏松症是老人的常见病,骨中的钙质急剧流失,导致骨质松脆的疾病,轻微的磕碰或身体姿势变换都可造成骨折等现象。

患有骨质疏松的老人,平时要防止偏食,多吃钙质较多的食品,如乳制品、小鱼、虾皮等。除食用钙营养补充外,身体机能也需要适当的日光照射和运动,以帮助钙的吸收。

护理要项——

膳食营养搭配上,加大奶制品的比例来补充钙质,对于奶质品过敏的老人,可通过多吃虾皮、鱼类、豆制食品来补钙,每日 15~30 分钟的日照也是帮助营养膳食的吸收和消化的重要途径。

在运动方面,选择步行、轻微小跑、上下楼梯等运动都有助于预防、延缓骨量流失,并可改善机体的全身状况,提高灵活性,强化骨骼结构,防止跌倒和创伤,减少骨折的发生率。

站、坐、卧等姿势要正确:站姿要挺胸、收腹,双肩向后伸展,耳垂与颈部垂直;坐姿要挺腰收颈双脚触地,膝盖弯度为 90° 椅子的高度与老人膝盖高一致;卧姿,枕头不宜过高,可与肩膀到颈椎的距离相同,床垫要偏硬一些,平卧、侧卧时腰和背都要伸平直。

小提示:

经检查确诊是骨质疏松症后,遵医叮嘱可增加服用一些钙制剂,运动时不宜剧烈,平日穿鞋要选择安全性较高的运动鞋,注重脚腕的保护。

第二节　维护老年人健康身体

情景（173）　养成良好的起居习惯

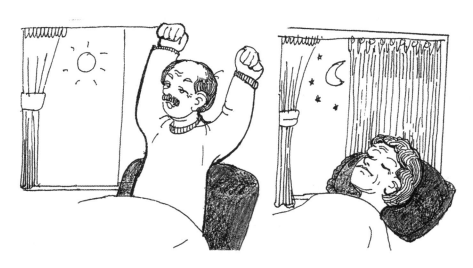

每日保证充足的睡眠时间，平均每日6~8小时睡眠（含午睡时间）。

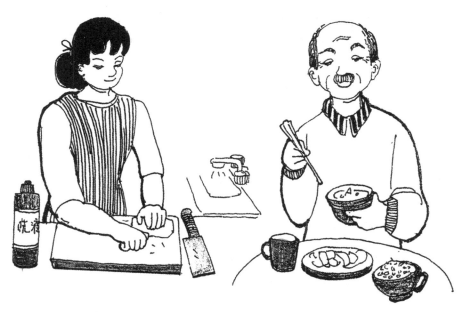

护理员要认真做好老人每天的饮食、活动、生活的记录。

情景分析

人从中年进入老年是各种疾病多发期，为增加免疫力，维持老人的健康身体，必须养成良好生活习惯，随时留意身体状况的变化，有计划、科学地安排日常生活。

护理员与老人及家庭成员共同建立健康日记，使大家对老人身体的健康状况有充分的了解，同时还要完整地记录老人身体微妙的变化以及心理活动，一旦发病，可第一时间给医生提供详细的参考资料，以利于诊治，让老人尽快恢复健康。

护理要项——

科学地安排日常生活，设立健康日记，记录具体内容：

① 起床、就寝状况：每日是否保证充足的睡眠时间，平均每日 6~8 小时睡眠（含午睡时间）。如夜间失眠时，可取消午睡，是否借助催眠药物睡眠等，都要详细记录。

② 饮食情况：是否严守一日三次营养配餐，以及盐分、脂肪、蛋白质等标准的摄取量。包括食欲状况。每次吃药是否按时，加减药量和药的种类时一定得带医嘱。

③ 排泄状况：大小便次数、颜色以及排泄是否困难。

④ 精神状况：记录每日对老人情绪影响较大的事情，心态是平静还是激动，是兴奋还是消沉。

⑤ 活动与娱乐状况：详细记录运动时间、运动项目以及运动后的心跳、呼吸，全身的反应，下棋、打牌、听音乐等多长时间都需要详细记录。

⑥ 清洁与卫生状况：记录一天的饭前、排泄后、外出回来是否洗手，早起、睡前、饭后是否漱口、刷牙，洗脸，泡脚，洗澡的时间，以及洗澡后的身体反应都要认真地记录。

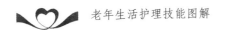

情景（174） 培养广泛的生活兴趣

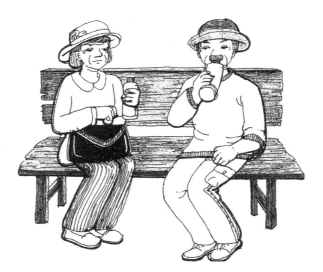

室外活动后注意补水，切记不要等到口渴后再喝水。

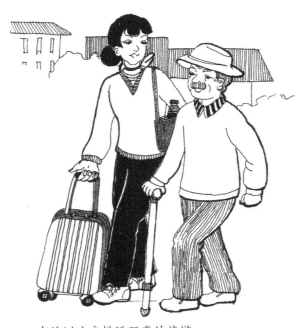

有计划地安排近距离的旅游。

情景分析

培养广泛的生活兴趣，尽可能创造与其他人接触的机会，适当参加各种文化、体育活动，社会活动是维持健康生活的重要因素，老人自身要主动消除孤寂，参与社会，尽量避免总待在家里郁郁寡欢，应走出家门，积极参加社区、居委会的活动，找老朋友聊天、下棋、打麻将、打扑克，还可有计划地安排外出旅游，在家里也可听听音乐、养鱼、养鸟、种花、习字、作画或做做家务等，要使每天的生活都过得充实而丰富多彩。

护理要项——

养心、养脑、养身体的主要保健活动：

① 心理健康：遇到困难或家庭问题时保持正确的心理状态，遇事避免盲目、冲动，要以冷静、平和、积极的态度对待事物，保持良好的人际关系，对家人、朋友，不过于求全，乐于帮助他人，并且也乐于接受他人的关怀和帮助。避免捕风捉影，怀疑他人。

② 精神、健脑活动：提倡老人多读书、看报、听音乐和与友人下棋等活动，可增强大脑思维能力，促进大脑细胞的新陈代谢，预防大脑功能过早老化和衰退。

健身活动，制定老人的运动方案，要掌握以下原则：

① 根据个人身体状况限定安全界限和有效界限。

② 遵循老人的生理特点选择适当的运动项目。

③ 一般适合老人健身的运动有步行、慢跑、太极拳、气功、瑜伽、高尔夫球、爬楼梯、游泳以及室内步行机、功率自行车、加上腰腹部及上肢肌力练习。适合老年人的脑部、末梢神经活动，可多玩围棋、象棋、麻将、扑克等。

④ 运动后，要正确地补水，注意补水量及饮用方法和成分。

第三节　紧急状态时的应对

情景（175）　紧急状态时的处理方法

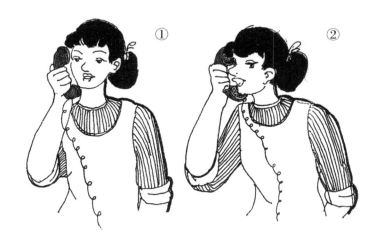

对老人突发的紧急状态，护理员要及时拨打120呼叫急救（如在家中，选择用座机电话，对方会马上查出具体位置，如用手机联络，务必把定位图发给急救中心）。

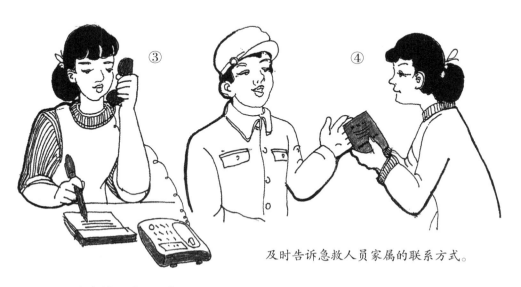

听取应急措施并记下来。

及时告诉急救人员家属的联系方式。

情景分析

中老年人随时都有可能发生各种紧急状态,如突然摔倒、食物哽噎、头晕、腹痛等。发生紧急状态时要呼叫救护车,而救护车到来之前的应对处置是关系到生命能否得到救治的关键。因此,家人或跟在老人身边的人都需要懂得、熟知紧急状态时的应对处置。

护理要项——

呼叫急救车:

如老人突然失去意识,腹部疼痛难忍,急发心脏病、骨折等紧急状态时,迅速拨打 120 呼叫救护车,顺序如下。

① 拨打 120 呼叫救(如在家中,选择用座机电话对方会马上查出具体位置;如用手机联络,务必把定位图发给急救中心)。

② 详细告诉对方患者的具体位置、楼层门牌号、联络电话。

③ 重点说明患者现状,认真听取应急措施并速记下来。

④ 联络患者主治医生,如果亲人不在老人身边的,要及时告诉急救队员家属的联系方式 。

小提示:

老人窒息时,生命受到严重威胁,除了马上拨打急救电话、通报周围人之外,还应立即根据窒息的原因实施急救,如浓烟窒息的老人,应将老人立即安置在通风处,消除口鼻腔内脏物,开放气道。

情景（176） 食物哽噎时的处置

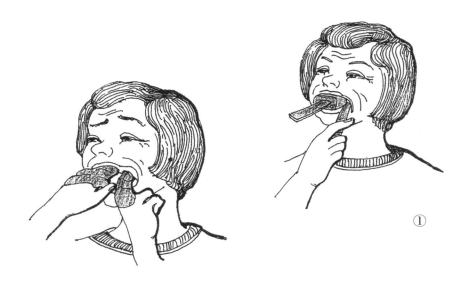

　　若窒息急救措施正确及时，老人是有希望恢复气体交换的，护理员先用棉纱布把双手分别缠裹起来，一只手支撑口腔张开，另一只手的食指和中指沿颊部伸入口腔内轻轻钩出异物，看不清楚时，用手掌击拍后背促使异物被震出。

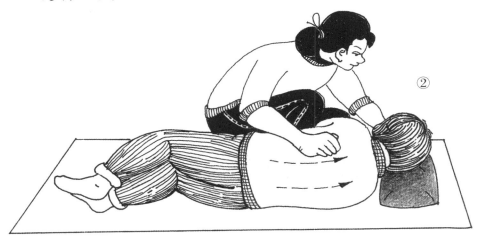

保持侧卧姿势，从老人背部两侧由下往上击拍。

情景分析

老年人常见发生窒息及其原因，就是气道受阻碍及被压，老人因常年慢性病所引起的痰液浓稠或不慎将假牙、牙托或食物误吸入气道，又无法咳出而阻塞气道，尤其是原有冠心病的老人在就餐时食物误入气道，周围人还以为是老人冠心病发作而耽误正确的抢救时间。

若窒息急救措施正确及时，老人是有希望恢复气体交换的。

护理要项——

自救法：

当异物没有完全阻塞呼吸道时，老人还可发音、说话，有呼吸和咳嗽时，应学会自行咳嗽或尽量呼吸，力争排出异物。自主咳嗽所产生的气流压力比人工促使咳嗽要高 5~7 倍。

助救法：

① 护理员先用棉纱布把双手分别缠裹起来（如第 364 页图所示），一只手支撑口腔张开，另一只手的食指和中指沿颊部伸入口腔内轻轻钩出异物，具体位置看不清楚时，用手掌击拍后背促使异物被震出。

② 老人非常痛苦时，可让本人保持侧卧姿势，护理员跪在老人前侧，以腿部抵住老人身体，用一侧手掌数次击拍后背（分别从老人的背部两侧由下往上击拍），另一侧手臂扶住老人的头颈部，促使异物被取出。

小提示：

取出异物动作要轻，不宜过猛或粗莽，以免反将异物推入呼吸道深处，如果异物已吐出，老人仍无呼吸，要立即开始心肺复苏。

情景 （177） 躺卧的处置方法

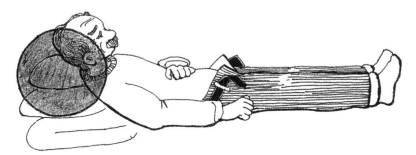

保持平衡姿势，胸闷和呼吸困难时，要解开衣扣和腰带。

① 头痛状态时稍微垫高头部。

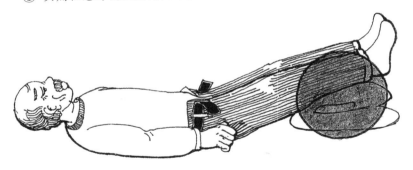

② 贫血状态时要垫高脚部。

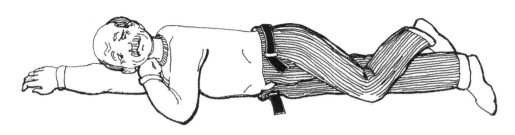

③ 为了避免呕吐物呛入呼吸道，身体要保持侧躺的姿势。

情景分析

老年人比年轻人易发急性心肌梗死，男性多于女性，有心绞痛病史的老人发病率高，并且与季节、气候有关，冬春两季发病较多。吸烟、肥胖、患糖尿病、缺少体力活动的老人容易发病，过度体力运动也易发病。发现老人近日感到乏力，胸部不适，活动时心悸、气急、烦躁、心绞痛等症状时，应停止所有活动，立即坐下或躺在床上，保持安静。

护理要项——

首先，让老人绝对卧床休息，不要随意走动，在救护人员到来前，老人身边不能离开人，以便随时观察病情变化，一般保持平躺姿势，为缓解胸闷和呼吸困难，要解开衣扣、腰带。

适应症状的躺卧姿势：

① 意识模糊，神志不清、头痛晕厥状态时，稍微将头部垫高。

② 面色苍白、缺血、贫血状态时要垫高脚部。

③ 食欲减退、恶心、呕吐、腹胀、腹痛时，身体要保持侧躺姿势，以免呕吐物呛入呼吸道，造成更多的麻烦。

小提示：

心绞痛发作时的护理措施：

为缓解剧烈疼痛，嚼碎舌下含服硝酸甘油片1~3片（相隔3~5分钟再服一次）。

有条件的要测血压，并记录每分钟心跳速率和节律，以供救护医生赶到时参考。

家里如有制氧设备的应迅速让老人吸氧。

自主的咳嗽可暂缓心脏疼痛，按摩也可使心脏平稳跳动。

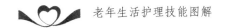

情景（178）　　人工呼吸和心脏按压

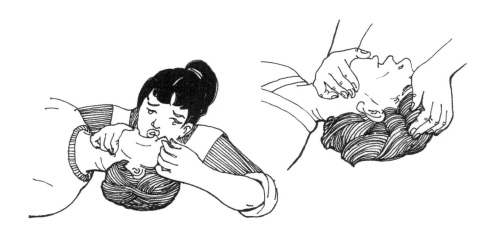

心脏按压次数可根据现况进行，1~5 次，间隔配合人工呼吸。

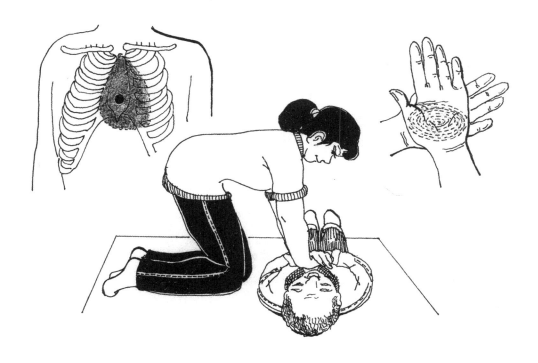

情景分析

急救车到来之前，首先确认老人头脑意识是否清醒，如果头脑意识清醒，可对伤患处进行合理处置，而一旦发现老人意识丧失，没有呼吸活动和心脏停止跳动，表明维持机体生存必要的氧气已不能通过血液循环，可能导致老人在数分钟内死亡。必须及时救护。因此，亲属与护理员必须要掌握和学习常用的急救知识。

护理要项——

呼吸和心脏骤停时的复苏法：

① 确保呼吸道畅通：护理员的一只手放在老人的前额上，另一只手微微抬起老人下颌，使氧气进入肺中。注意：头部受伤时，不要轻易扳动头部。

② 人工呼吸：确保呼吸道畅通后，为使氧气不外泄，护理员用放在前额手的拇指和食指，捏紧老人的鼻孔，深吸一口气，然后口对口封住老人的嘴，吐气，做人工呼吸，连续进行 2 次吐气，直到老人的胸廓回缩，自然排出气体。

③ 心脏按压：护理员将两手重叠放在老人的胸骨下半部（如第 368 页图所示），凭借身体的重量按压胸部，垂直按压 1 分钟 30 次，再配合 2 次人工呼吸，迫使心脏跳动。

小提示：

人工呼吸时，为预防交叉感染，护理员进行吸气时应将头偏向一侧，以免吸入老人呼出的气体（也可戴上口罩）。

心脏按压时，为确保按压力垂直，护理人应根据个人的身高及老人位置高低，使用脚踏板或跪着等不同体位以达到合适的位置。

情景（179）　紧急外伤出血及烫伤处置

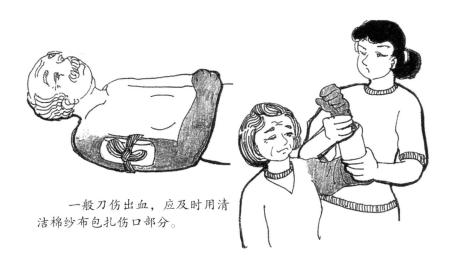

一般刀伤出血，应及时用清洁棉纱布包扎伤口部分。

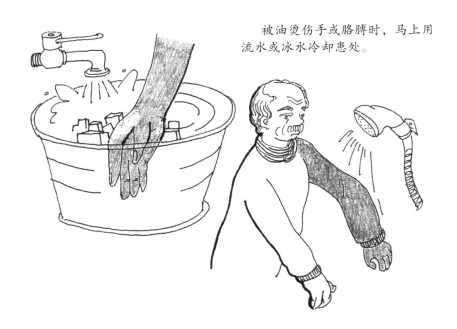

被油烫伤手或胳膊时，马上用流水或冰水冷却患处。

情景分析

发生紧急状态时，除体内急病外，还可能出现体外的鼻出血，身体各部位因刀伤、创伤而引起的紧急出血以及烫伤等状况。首先，呼叫救护车，在救护车到来之前，应急处置是保障生命安全的关键，护理人员要熟知应急处置方法。

护理要项——

鼻子出血时：应采取半坐位安静休息，用手指按压出血鼻孔的鼻翼稍上方，双侧鼻出血时同时按压两侧鼻孔暂时用口呼吸，可缓解大量出鼻血。

一般刀伤出血：应及时用清洁棉纱布包扎伤口部分，动脉出血或止血困难时，可用止血绷带绑在胳膊或大腿上，先缓解出血量，等待救护员处置。

烫伤时的紧急处理方法：被油烫伤手或胳膊时，马上用流水或冰水冷却患处（用盆放上冰块，把患处浸放在里面，水龙头一直半打开）。如穿衣被烧伤烫伤后，不要轻易脱下衣物，在烫伤患处用冷水或淋浴头冷却10~15分钟后再慢慢处理。

小提示：

有一种植物——芦荟，涂抹在患处是最好的缓解烫伤的天然药方，建议在家的院子里或厨房等处养几盆芦荟，紧急烫伤时，可用来缓解。

对于大量出血或严重烫伤的患者暂时急救、缓解是不够的，务必去医院及时就诊、医治。

情景（180） 预防骨折的设施及骨折的紧急处置

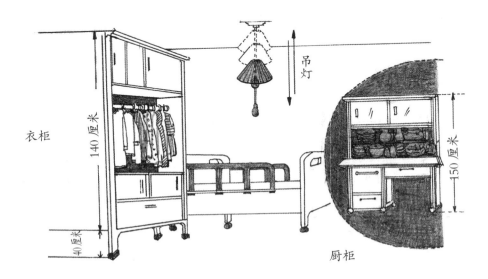

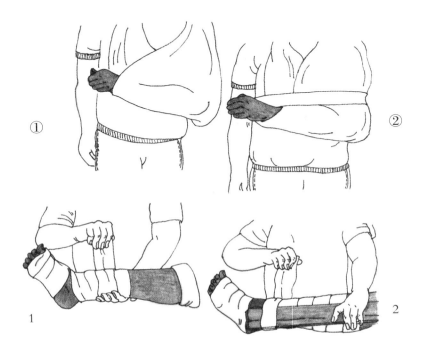

情景分析

生活中会遇到许多时候需要登高做事的时刻，如换灯泡、浇花、晾衣服等，老人都会习惯性地自己去做，站在凳子上一不小心就会摔倒，胳膊、脚腕、腰和髋部都是最容易摔骨折的。因此我们要为居家生活的老人在室内硬件设施上加以改造。任何储藏柜都不要设置太高，收纳衣物的隔断高度在1.8米以内，最低不能低于距离地面40厘米，室内地面要改造成带有胶垫的地板，老人在摔倒时减少骨折危险，房顶的吊灯可安装成上下可升降式，换灯泡时可降下来，换好后可升到原位。

护理要项——

手臂骨折时的护理：
① 将折叠成三角形的布巾打结放入受伤的手臂后套在脖子上。
②使用腰带或绳子固定住胳膊处，防止再次移动、损伤。务必在最佳时间送往医院接受治疗。

脚脖骨折时的护理：
1.用宽弹力绑带，在包扎伤处固定住，让不受伤的脚趾露出，可通过脚趾检查血液循环程度。
2.在包扎完伤口处夹上木条，紧急状态下如没有足够的绑带，将衣服撕成条来固定受伤的肢体。

小提示：

老人骨折后，通常都会合并有骨质疏松，除了饮食上要多吃一些肉类（猪、牛、鱼等）外，同时还要补充钙，可吃点钙片，配合服用维生素D。

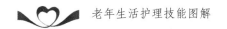

第四节　维护护理人员的心理健康

情景（181）　端正护理老人的心理状态

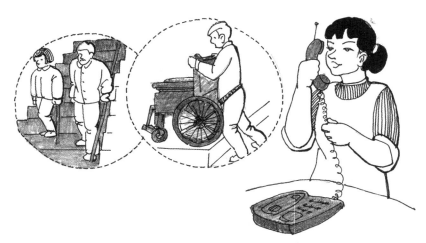

　　护理员（包括所有照护老人的亲人）应正确地规划自身的健康生活和心理修养。

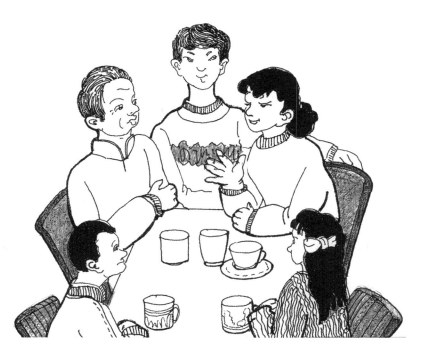

尽快明确家庭成员各自护理责任。

情景分析

每个家庭都会不同程度上出现照顾老年人的问题，特别是一些年迈体弱的老年人，更需要依靠亲人和社会的关心与照顾，结合传统观念的影响和社会分析得知，98%的老人都选择在自家安度晚年。一般在家里护理老人，都认为比较方便、轻松，其实不然。尤其是对特定老人的护理，负担较为集中，长此以往，负责护理的人员无论是精神上还是体力上都可能达到过度疲劳的极限，导致放弃护理，这正应验了中国的一句俗语："久病床前无孝子。"护理员精神压力极大，常常还会出现虐待老人的现象，严重威胁着双方的身心健康。因此，护理员（包括所有照护老人的亲人）应正确地规划健康生活和身心修养，正确地认识到护理好身边的老人是社会赋予的神圣使命，逐渐从内心里改变对护理老人的态度与价值观。

护理要项——

对护理负担比较重的老人，不可勉强自行安排护理事项，需要寻求家族成员、社会、专业人士的帮助，做好合理安排，共同分担护理责任。

主要寻求帮助对象如下：

① 爱心志愿者（经培训）；② 专业护理士；③ 亲属、朋友；④ 邻居、邻里；⑤ 社区服务员等。

调整原来的生活状况，主要重视以下几点：

① 尽快明确家庭成员各自护理责任。

② 与有相同经历、遇到相同困难的人相互交流，吸取经验。

③ 接受相关护理知识培训，增强护理技能，寻找解决办法。

④ 不能外出的陪护人，可与有经验者及医生经常电话咨询。

情景（182） 培养乐观的心理素质

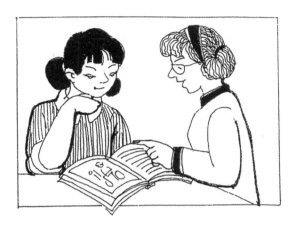

护理双方（有经验的专业护理士与初学护理员）应注意随时随地吸收新文化、新信息、新理念，开阔视野，以坚强、乐观的态度，面对生活的挑战。

养老机构、社会服务站等团体，每周至少开一次总结会。

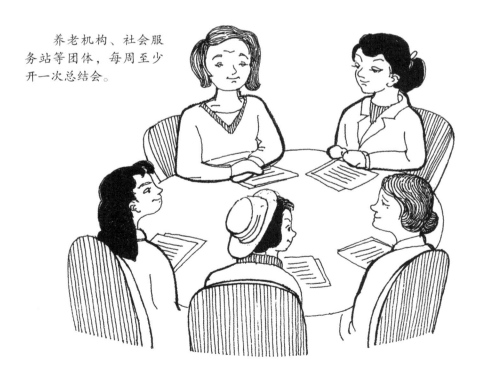

情景分析（182）

有经验的中年护理员虽然护理技能已经熟练，但在心理健康、维护个人权益上要多增强意识，预防因负担过重从心理上产生不良影响，要及时调整心态，消除心理阴影，避免带着憎恨、厌恶的心情去护理老人。不要单独承揽全部护理工作，让其他亲属成员共同分担因护理带来的苦恼和辛劳，达到护理分工明朗化。初次参加养老护理行业的年轻人，要虚心向有经验的优秀护理士学习，增加养老护理职业化意识，为创建健康和谐的家庭做努力。

护理要项——

双方培养乐观的心理素质：

热爱生活，以积极的态度对待护理工作中出现的各种矛盾和困难。护理员遇到老人固执时，切记不要以粗暴、顶撞的形式相待，应尽快了解老人心理状况后，耐心地向老人做一些正面的说明，使老人在自觉、自愿的基础上不再坚持那些不合实际的看法和做法；被护理的老人也应注意随时随地吸收新文化、新信息、新理念，开阔视野，以坚强、乐观的态度，面对晚年生活的挑战。

提高对老人生活护理的新技能：

在现代社会的家庭中，存在着不同类型的护理（护理员）与被护理老人之间的特殊关系。每个人都应担当起这个时代赋予我们的义务和责任，要积极参加社会上组织和安排的公益活动，主动交流，参加培训，交流双方的护理经验。用真诚的理解维护好身边需要照顾的老人，逐步掌握和提高护理知识与技能。

第五节　维护护理人员的身体健康
情景（183）　预防护理员自身的腰痛

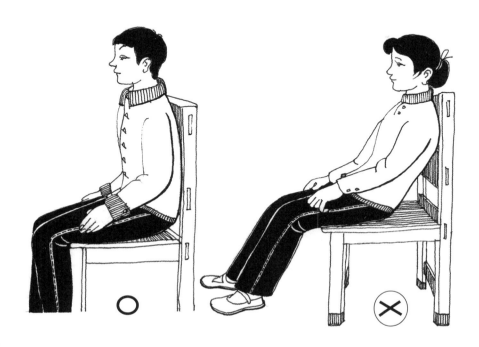

　　在护理老人的过程中，护理员要保持正确的弯腰、下蹲姿势。护理员坐着休息时，也要保持正确的坐姿，以减少对腰部的损伤。

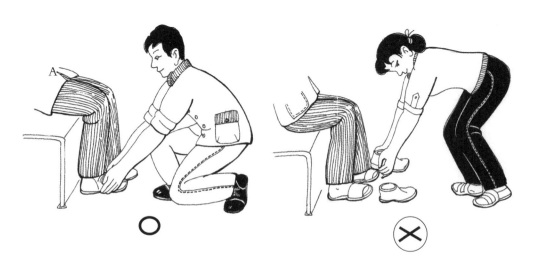

情景分析

在护理过程中，给护理员身体带来影响最大的是腰痛。而腰痛的主要原因是腰部承担物体的重量，同时又要以腰部为重心移动所引起的。如帮助老人从床上移动到轮椅处，从轮椅移动到厕所坐便上，上下楼梯，入浴等护理动作都有可能产生腰痛的原因。因此，在护理过程中，保持正确的行动姿势是预防腰痛的根本。

护理要项——

预防腰痛的正确姿势：

① 保持正确的坐姿，护理员坐着休息时，尽量坐在带靠背的椅子上，双腿收回，膝盖弯曲处成 90°，后背成垂直状态，腰部紧靠在椅背上，不可使腰部空隙太大，避免压迫腰部。

② 保持正确的弯腰、下蹲姿势，在护理老人的过程中，每天都会多次出现弯腰、下蹲动作。因此，在弯腰前身体轻微前倾，先屈膝后再弯腰，将重心下降，对腰的压迫感也会降低。

③ 保持正确的站立姿势，站立扶持老人时，经常出现向左向右或向后扭动腰的姿势，注意不论向任何方向，首先移动脚的位置，会减轻腰扭动的力度。

小提示：

长期弯腰工作腰肌过度疲劳，会造成慢性腰肌劳损，护理人员应坚持预防腰痛，姿势正确，同时还要注意保暖，避免腰部受到风寒潮湿的侵害。

情景（184）　护理员预防腰痛的保健操

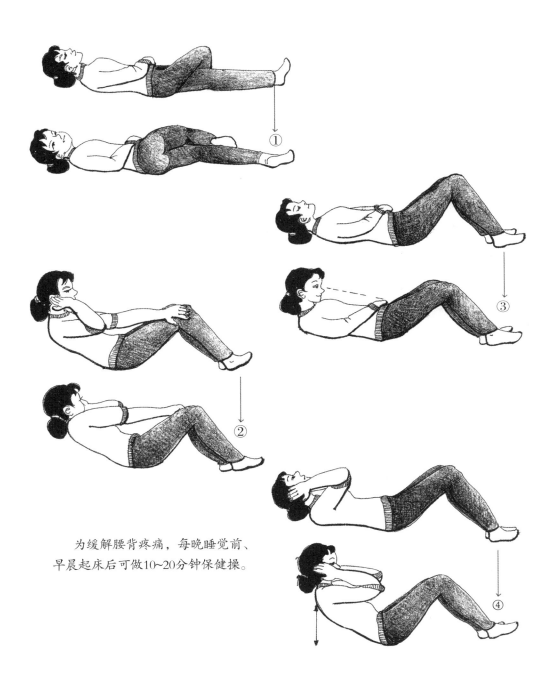

　　为缓解腰背疼痛，每晚睡觉前、早晨起床后可做10~20分钟保健操。

情景分析

参加护理的人员在工作中，难免扭伤腰背部，打针、吃药、针灸理疗等虽能减轻症状，但仍无法祛除病根。为缓解腰背疼痛，每晚睡觉前、早晨起床后可做 10~20 分钟保健操，会收到意想不到的效果。

在床上做保健操时，由于腰背部的肌肉和床面接触，发生机械性的摩擦运动，会使血液循环加快，运送到腰背部的养料和氧气增多，腰背部肌肉的抵抗力增强，防止粘连和肌肉萎缩，还可以维持正常的腰背部的功能，使腰背痛的症状逐渐减轻或消失。

仰卧保健操的基本动作：

①身体仰卧，右腿屈膝，交叉在左腿上，腰部向左转，头部向右转动，左右腿交叉练习。

②保持仰卧，双手放在腹部，双腿屈膝，双眼注视腹部做仰卧起动作，缓慢而均匀吸、吐气。

③仰卧、双腿屈膝，做仰卧起动作，同时，左手触摸右膝处，右手放在脸部下侧，静止 5 秒，左右手交换练习，腿的姿势不变。

④保持仰卧，屈膝，双手分别放在脸部两侧。上半身抬起 20 厘米之后静止 5 秒，反复做仰卧动作。

小提示：

每日坚持倒退步行 2 次，每次 10 分钟，可提高腰部组织新陈代谢，增加脊柱的稳定性和灵活性，对于腰肌劳损疗效也很好。

第六节　社会与家庭的援助

情景（185）　定期咨询心理医生

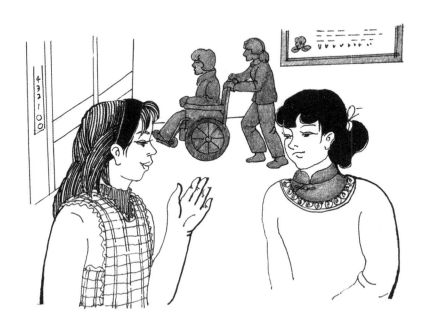

　　定期检查自身的身体状况，生活习惯是否有变化，做好身体健康管理的同时，心理健康更为重要，不要把所有的负面情绪都推托在老人身上，多做自我控制和调整，培养平衡心态。

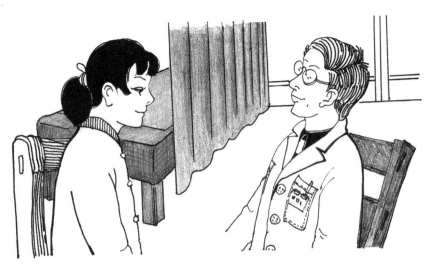

情景分析

　　长期护理老人会给护理员带来许多心理障碍和负面影响。还有一些老人刚刚从工作岗位退下来，有失落感、易发脾气、妒忌等身上的坏毛病突然增多，情绪不能马上平静下来，会天天没完没了地向子女以及护理人员唠叨。久而久之，会引起身边人，尤其是护理员的反感、厌恶而造成情绪对立，本来很小的一件事，会导致双方相互讽刺，挖苦排斥，严重者发生虐待等现象。对此，护理人员首先要调整好自身的心理状态，才有能力担负起护理老人的重任。

　　要多向有经验的护理先辈们学习，听取专业人士的心声，遇到难异问题及消极情绪时要及时咨询心理医生，尽快解除护理时带来的压力和烦恼。

护理要项——

　　① 树立正确的护理价值观，首先对护理这项工作端正态度和责任，作为晚辈，应多多体谅、宽容老人所处的环境，尊重和关心老人的情绪变化，主动交流思想，替老人着想，会给你的护理工作带来轻松和愉快。

　　② 定期检查自身的身体状况，生活习惯是否有变化，做好身体健康管理的同时，心理健康更为重要，不要把所有的负面情绪都推托在老人身上，多做自我控制和调整，培养平衡心态。

　　③ 用你的智慧和勤劳，合理地安排老人的衣食住行，帮助老人适应新的环境，老人的配合与支持，可以给护理人员莫大的鼓励和安慰，使我们充满信心地工作。

情景（186）　家族支持护理工作的重要性

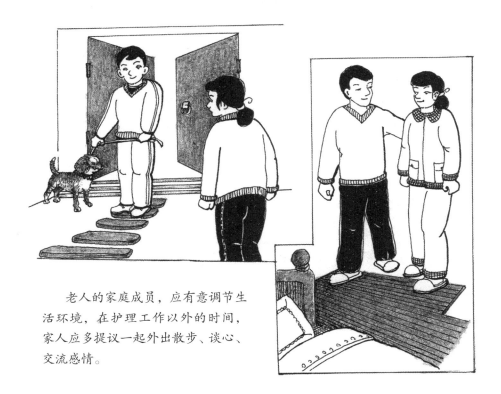

老人的家庭成员，应有意调节生活环境，在护理工作以外的时间，家人应多提议一起外出散步、谈心、交流感情。

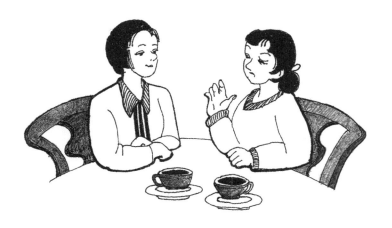

情景分析

照顾、护理老人，是社会、家庭都要承担的重要责任。因此需要家族成员首先给予理解和支持。不论护理员的工作落在谁的身上，大家都应尽最大努力，同心同德，协助做好。不论是夫妻、婆媳、子女、亲属等任何关系，都应尊重理解，体谅护理员的辛苦劳累以及精神压力，要深刻认识到老人有护理员的精心照顾，我们才能安心地工作和生活。

社会分工不同，彼此尊重对方的付出，互相交流、沟通，家庭的和谐是对护理人员的最好的支持和宽慰。

护理要项——

护理员本身：

要多考虑老人们曾经为年轻人的成长而吃苦耐劳，省吃俭用，含辛茹苦，无私地奉献一生，劳累一辈子，应在感情上采取宽容、耐心的态度。在经济条件许可的情况下，适当满足老人的正常要求，这样通过你的真诚态度，可以化解与老人之间的许多矛盾，从而争取到老人对你的护理有亲切、踏实、安全的感觉，同时也会得到老人的支持和配合。

老人的家庭成员，应有意调节生活环境，在护理工作以外的时间，家人应多提议一起外出散步、谈心、交流感情。夫妇之间相互鼓励，协调好护理老人的时间和应尽义务，遇到难题，共同面对、解决。夜间睡觉前一起做做保健操，再做个小总结，把当天有哪些问题提出来，想出解决办法，次日如何避免等。

小提示：

每日两名以上的家庭成员开个小型会议或电话沟通，总结老人当日是否有异常现象和次日需要解决的问题，家庭成员用 10 分钟的时间在一起沟通老人的生活状况是非常必要的。

第七节　护理员要维护良好的生活习惯

情景（187）　护理员要维护良好的生活习惯之一

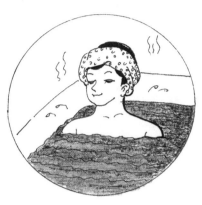

洗温泉、蒸桑拿。

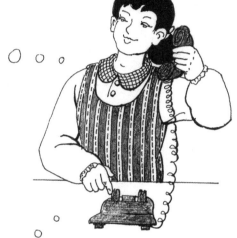

洗温泉、蒸桑拿、预约去吃大餐。

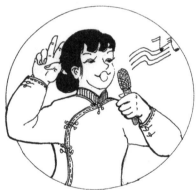

约朋友去唱歌。

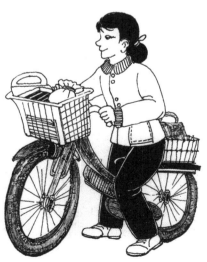

骑自行车上街购物。

情景分析

照顾老年人的生活时，不要只想到多么劳累和麻烦，多想在接触老人的过程中积极向上的一面，多学一些老年人的生存经验和生活乐趣，时刻想到孝敬老人是美好生活中最重要的环节，老人的健康长寿会带动家庭乃至社会的和谐。因此，在保证自身健康的同时，饱满的精神状态更为重要，好的精神状态会使你忘掉暂时的烦恼，战胜目前的困难，带着开朗、乐观的态度面对护理老人的新生活；想尽办法消除环境中容易带来的负面情绪。

护理要项——

保持健康的精神状态注意以下几点：

① 遇到烦恼和难解之事：应及时向家人、同事、朋友、专家等倾诉、咨询，以便得到大家的帮助和解决，不可带有隐瞒、强忍等负面情绪继续护理老人，这样会导致事情越来越复杂和难解决。

② 解除身心疲劳：要时刻想办法解除疲劳和精神压力，解除压力的方法很多，选择适合自己的方式（如有的人是去唱歌、购物，有的人是洗温泉、蒸桑拿、吃大餐等），能让自己放松、愉快、开心等正确的娱乐活动都可以。

③ 补充心灵"营养素"：多培养自己的善心，心存善良，就会助人为乐，乐于扶贫帮难，心中就有欣慰和愉悦感。心存善良，就会光明磊落，会对他人敞开心扉，心中就有轻松之感。

④ 创造快乐情绪：快乐不但能够给自己，更能给你周围的人带来心理上的愉悦和舒适，学会用快乐的情绪影响老人，用快乐的心情对待老人。

情景（188） 护理员要维护良好的生活习惯之二

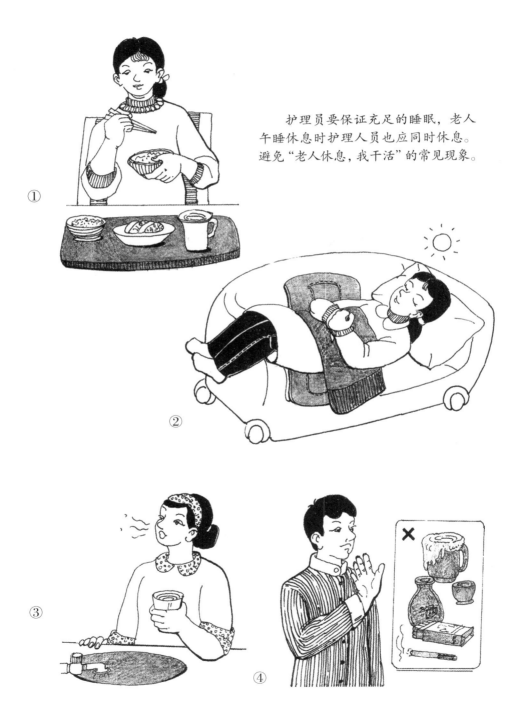

护理员要保证充足的睡眠，老人午睡休息时护理人员也应同时休息。避免"老人休息，我干活"的常见现象。

情景分析

要想照顾好老年人，护理员自身要保持良好的生活习惯和健康的精神状态。

良好的生活习惯会给你带来健康的身体，切不可推说"我太忙了，没有时间遵循正常的生活习惯"，久而久之，你的身体就不会让你去"忙"了。

健康的精神状态，有了好的身体，还要保持开朗乐观的心态，不要让生活中的琐事影响你的情绪。对待老人要以尊重、关怀和最大限度的耐心，对待困难要保持坚强的意志、勤劳和智慧，对待同事应互相交流经验，虚心学习对方的优点，对待环境变化要时刻调整自身情绪，培养自我控制和平衡的心态。

注意要项——

良好的生活习惯：

① 确保一日三餐，尤其是早餐的营养一定要充足，早餐是补充一天身体能量的关键，护理工作特忙时营养配餐一定要跟上。避免"老人讲营养，我对付吃点就行"的思想观念。

② 保证充足的睡眠，如夜间睡眠不足时，白天午休时间一定要补充30分钟至1个小时的睡眠时间（最快捷的办法是老人休息时，你也同时休息），避免"老人休息，我干活"的常见现象。

③ 每日养成20分钟运动习惯，包括做保健操、外出散步、打太极、旅游、跳舞等。不可在护理工作时做保健运动，尤其是不要在老人面前做。要在休息、假日时抽出时间来做。外出归来时、吃饭之前，必须漱口、洗手，以预防食物中毒、流感等情况发生。

④ 如有吸烟、喝酒等不良习惯，要尽快改变不良习惯。吸烟、喝酒既影响自身健康，更威胁着周围人的健康。

情景（189） 提高服务技能，树立正确的服务理念

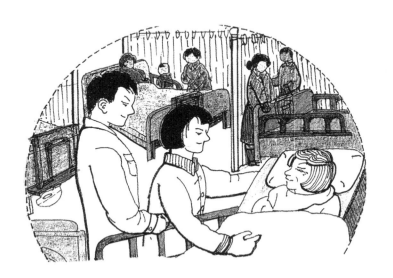

　　护理员要培养自己多方面的兴趣、爱好，如练书法、下象棋、打太极拳、钓鱼、养花、制作手工艺品等，以便与老人沟通和互动时更丰富多彩，更亲切和谐，更能化解与老人间的距离感，创造互动条件。

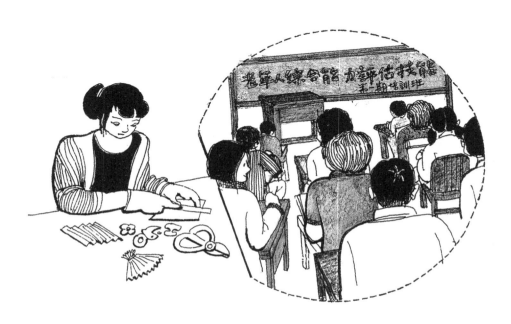

情景分析

由于目前我国的社会福利制度尚不够健全，缺乏更丰富的供老年人娱乐、消遣的设施，为老人设立的心理保健服务机构也极为少见，使得多数老人都存在着孤独寂寞感，严重影响老人的身心健康。因此，为了让老人能快乐、舒适地度过晚年时光，全社会都应积极行动起来，不能等社会福利制度完善后再开始，社会制度的完善是靠大家多年积累的经验，经过国家相关部门认定后而逐步形成的。尤其是正处在有护理老人的家庭成员中，更应主动参加社区、护理学校等进行的专业知识培训，提高护理技能，增强养老服务意识，全心全意地投入养老服务行业的队伍中。通过全民共同的努力，积累经验，让老年人早一天享受到现代社会福利制度的优越性。

护理技巧——

① 护理员要培养自己多方面的兴趣、爱好，如练书法、下象棋、打麻将、打太极拳、钓鱼、养花、制作手工艺品等，以便与老人沟通和互动时更丰富多彩，更亲切和谐，更能化解与老人间的距离感，创造互动条件。

② 充分利用空余时间参加公益活动，配合社会为尽快完善福利制度而奉献一点微薄的力量，多去敬老院、福利院看望老人，把家的温暖和儿女的孝敬用实际行动分享给每一位老人。

③ 树立正确的道德观念，常想着是老一辈的奋斗、传承，才有我们今天的美好生活，经常抱着感恩的心去做事，不论是在家里或是社区、敬老院等任何地方都需要我们用真诚、善意、爱心去对待老人，用科学而现代的生活技巧服务于老人，使我们和老人共同享受现代生活的舒适和方便，提高生活品质，为社会平安、家庭幸福而努力。

后 记

我于1982年毕业于沈阳鲁迅美术学院。1986年去日本学习服装设计。我为什么从服装设计转行到养老护理行业呢？

那是在2001年，日本会社福祉法人长崎友爱会"介护养老专门中心杜乃花"的溱浩二郎理事长找我设计护理人员的工作服。为了设计上的创意需要，我便去了日本多家养老院考察。在这期间我被这些养老院的养老服务理念和服务的精心周到所触动。联想到自己的父母早年就不在了，自己因为异地上学也没有照顾到他们，内心很遗憾，还有自己将来也是要老的，也很想享受日本养老院这样的服务。因而我萌生了干这一行的想法。于是我便开始到养老院当义工，并且都是工作在第一线直接贴身护理老人，学到了大量的符合日本行业服务标准的养老护理技能和实操经验。

十多年前，我了解到我国也因为步入老年社会而大力发展养老产业。因此我便回国和日本养老协会的相关人士一起参观了多家养老机构，发现国内的养老机构大多是硬件基本达标，而服务技能、服务质量与国外的养老机构相差甚远。

2012年，我受邀出席了"2012年中国养老事业发展峰会"，发言的内容是《关于养老护理人才的培训》。我在写发言稿的时候就想怎么能把国际先进的护理技能带回中国。想到自己既然学过绘画，应该把这些护理技能画出来。国内虽然有一些养老护理技能方面的书籍，但是因为服务人员文化层次不同，这种纯文字的书籍学起来有困难。因而我开始绘制一本按照国际上先进的养老服务理念和技能标准的图文并茂的养老护理图书。这本《老年生活护理技能图解》是我历时7年时间集自己多年的养老护理技能和学识精心创作的。

书中用189个情景从8个方面展示了照顾老人的技能实操，使文化层次不同的护理人员学起来既不枯燥，又能一目了然地了解养老护理的基础知识。

这本书能够顺利出版，我要感谢金今、侯甲天、王红玫、李弘玉、杜大海、王思平等亲朋好友的鼓励和帮助。同时感谢北京世界华人文化院以及金秋万福养老服务（北京）有限公司、大连同乐老年协会和春秋（大连）养老服务有限公司等各位领导同仁的长期支持、帮助。

李 织

2022年5月于北京